针灸推拿必背

红宝书

主　审　韩　涛　王　军
主　编　王　健　王　琳
副主编　李心沁　于岩瀑
　　　　王　进

中国中医药出版社
·北　京·

图书在版编目（CIP）数据

针灸推拿必背红宝书/王健，王琳主编.—北京：中国中医药出版社，2017.9（2023.10 重印）

ISBN 978－7－5132－4401－5

Ⅰ.①针…　Ⅱ.①王…　Ⅲ.①针灸学　②推拿　Ⅳ.①R24

中国版本图书馆 CIP 数据核字(2017)第 207365 号

中国中医药出版社出版

北京经济技术开发区科创十三街 31 号院二区 8 号楼

邮政编码　100176

传真　010 64405721

三河市同力彩印有限公司印刷

各地新华书店经销

开本 880×1230　1/64　印张 3.5　字数 72 千字

2017 年 9 月第 1 版　2023 年 10 月第 6 次印刷

书　号　ISBN 978－7－5132－4401－5

定价　25.00 元

网址　www.cptcm.com

服务热线　010－64405510

购书热线　010－89535836

维权打假　010－64405753

微信服务号　zgzyycbs

微商城网址　https://kdt.im/LIdUGr

官方微博　http://e.weibo.com/cptcm

天猫旗舰店网址　https://zgzyycbs.tmall.com

如有印装质量问题请与本社出版部联系(010－64405510)

☆经脉者，所以能决死生，处百病，调虚实，不可不通。

——《灵枢·经脉》

☆夫十二经脉者，人之所以生，病之所以成，人之所以治，病之所以起，学之所始，工之所止也，粗之所易，上之所难也。

——《灵枢·经别》

编写说明

中医经典是学术传承的载体和发展的基石，熟读经典对学习中医、从事中医、弘扬中医有着事半功倍的作用，古今名医都把学习经典作为必经之路。作为针灸推拿专业的老师，为了便于学生学习，我们曾校编了《针灸推拿经典必背》（内部印行），取得良好的学习效果。在此基础上，精选重要内容，编成《针灸推拿必备红宝书》，以便针灸推拿爱好者、学习者诵读。

《针灸推拿必备红宝书》精选《灵枢经》《黄帝内经素问》《黄帝八十一难经》中关于针灸推拿学的重要篇章、段落和条文，及历史上流传广泛、实用的针灸、推拿歌赋等。现将有关问题说明如下。

1. 《灵枢经》以人民卫生出版社 1956 年影印赵府居敬堂本为底本，《黄帝内经素问》以人民卫生出版社 1963 年排印本为底本，其余均从中国中医药出版社2012年全国高等中医药院校规划教材（第九版）选录。

2. 所选内容只录应背的原文，原文注释不选，亦不加新的注释。

3. 底本中的繁体字改为简体字。

编者

2017年7月

大医精诚

孙思邈

张湛曰：夫经方之难精，由来尚矣。今病有内同而外异，亦有内异而外同，故五藏六府之盈虚，血脉荣卫之通塞，固非耳目之所察，必先诊候以审之。而寸口关尺，有浮沉弦紧之乱；俞穴流注，有高下浅深之差；肌肤筋骨，有厚薄刚柔之异。唯用心精微者，始可与言于兹矣。今以至精至微之事，求之于至粗至浅之思，岂不殆哉？若盈而益之，虚而损之，通而彻之，塞而壅之，寒而冷之，热而温之，是重加其疾，而望其生，吾见其死矣。故医方卜筮，艺能之难精者也。既非神授，何以得其幽微？世有愚者，读方三年，便谓天下无病可治；及治病三年，乃知天下无方可用。故学者必须博极医源，精勤不倦，不得道听途说，而言医道已了，深自误哉！

凡大医治病，必当安神定志，无欲无求，先发大慈恻隐之心，誓愿普救含灵之苦。若有疾厄来求救者，不得问其贵贱贫富，长幼妍蚩，怨亲善友，华夷愚智，普同一等，皆如至亲之想。亦不得瞻前顾后，自虑吉凶，护惜身命，见彼苦恼，若己有之，深心凄怆。勿避险巇，昼夜寒暑，饥渴疲劳，一心赴救，无作功夫行迹之心。如此可做苍生大医，反之则是含灵巨贼。自古明贤治病，多用生命以济危急，虽曰贱畜贵人，至于爱命，人畜一也，损彼益己，物情同患，况于人乎？夫杀生求生，去生更远，吾今此方，所以不用生命为药者，良由此也。其虻虫、水蛭之属，市有先死者，则市而用之，不在此例。只如鸡卵一物，以其混沌未分，必有大段要急之处，不得已隐忍而用之。能不用者，斯为大哲亦所不及也。其有患疮痍、下痢，臭秽不可瞻视，人所恶见者，但发惭愧、凄怜、忧恤之意，不得起一念蒂芥之心，是吾之志也。

夫大医之体，欲得澄神内视，望之俨然；宽裕汪汪，不皎不昧；省病诊疾，至意深心；详察形候，纤毫勿失，处判针药，无得参差。虽曰病宜速救，要须临事不惑，唯当审谛覃思，不得于性命之上，率而自逞俊快，邀射名誉，甚不仁矣。又到病家，纵绮罗满目，勿左右顾眄；丝竹凑耳，无得似有所娱；珍羞迭荐，食如无味；醽醁兼陈，看有若无。所以尔者，夫一人向隅，满堂不乐，而况病人苦楚，不离斯须，而医者安然欢娱，傲然自得，兹乃人神之所共耻，至人之所不为。斯盖医之本意也。

夫为医之法，不得多语调笑，谈谑喧哗，道说是非，议论人物，炫耀声名，訾毁诸医，自矜己德。偶然治瘥一病，则昂头戴面，而有自许之貌，谓天下无双，此医人之膏肓也。

老君曰：人行阳德，人自报之；人行阴德，鬼神报之。人行阳恶，人自报之；人行阴恶，鬼神害之。寻此二途，阴阳报施，岂诬也哉？

所以医人不得恃己所长，专心经略财物，但作救苦之心，于冥运道中，自感多福者耳。又不得以彼富贵，处以珍贵之药，令彼难求，自炫功能，谅非忠恕之道。志存救济，故亦曲碎论之，学者不可耻言之鄙俚也！

目　录

总括

灵枢经（选）

九针十二原第一

小针之要，易陈而难入，粗守形，上守神，神乎，神客在门，未睹其疾，恶知其原。刺之微，在速迟，粗守关，上守机，机之动，不离其空，空中之机，清静而微，其来不可逢，其往不可追。知机之道者，不可挂以发，不知机道，扣之不发，知其往来，要与之期，粗之暗乎，妙哉工独有之。往者为逆，来者为顺，明知逆顺，正行无问。逆而夺之，恶得无虚，追而济之，恶得无实，迎之随之，以意和之，针道毕矣。

凡用针者，虚则实之，满则泄之，宛陈则除之，邪胜则虚之。《大要》曰：徐而疾则实，疾而徐则虚。言实与虚，若有若无，察后与先，若存若亡，为虚与实，若得若失。虚实之要，九针最妙，补泻之时，以针为之。泻曰：必持内之，放而出之，排阳得针，邪气得泄。按而引针，是谓内温，血不得散，气不得出也。补曰随之，随之意若妄之，若行若按，如蚊虻止，如留如还，去如弦绝，令左属右，其气故止，外门已闭，中气乃实，必无留血，急取诛之。持针之道，坚者为宝，正指直刺，无针左右，神在秋毫，属意病者，审视血脉者，刺之无殆。方刺之时，必在悬阳，及与两卫。神属勿去，知病存亡。血脉者，在腧横居，视之独澄，切之独坚。

九针之名，各不同形：一曰镵针，长一寸六分；二曰员针，长一寸六分；三曰鍉针，长三寸半；四曰锋针，长一寸六分；五曰铍针，长四寸，广二分半；六曰员利针，长一寸六分；七曰毫针，长三寸六分；八曰长针，长七寸；九曰大针，长四寸。镵针者，头大末锐，去泻阳气。员针者，针如卵形，揩摩分间，不得伤肌肉，以泻分气。鍉针者，锋如黍粟之锐，主按脉勿陷，以致其气。锋针者，刃三隅，以发痼疾。铍针者，末如剑锋，以取大脓。员利针者，大如氂，且员且锐，中身微大，以取暴气。毫针者，尖如蚊虻喙，静以徐往，微以久留之而养，以取痛痹。长针者，锋利身薄，可以取远痹。大针者，尖如梃，其锋微员，以泻机关之水也。九针毕矣。

五藏五腧，五五二十五腧；六府六腧，六六三十六腧。经脉十二，络脉十五，凡二十七气，以上下，所出为井，所溜为荥，所注为腧，所行为经，所入为合，二十七气所行，皆在五腧也。节之交，三百六十五会，知其要者，一言而终，不知其要，流散无穷。所言节者，神气之所游行出入也，非皮肉筋骨也。

睹其色，察其目，知其散复；一其形，听其动静，知其邪正。右主推之，左持而御之，气至而去之。

五藏有六府，六府有十二原，十二原出于四关，四关主治五藏。五藏有疾，当取之十二原，十二原者，五藏之所以禀三百六十五节气味也。五藏有疾也，应出十二原，十二原各有所出，明知其原，睹其应，而知五藏之害矣。阳中之少阴，肺也，其原出于太渊，太渊二。阳中之太阳，心也，其原出于大陵，大陵二。阴中之少阳，肝也，其原出于太冲，太冲二。阴中之至阴，脾也，其原出于太白，太白二。阴中之太阴，肾也，其原出于太溪，太溪二。膏之原，出于鸠尾，鸠尾一。肓之原，出于脖胦，脖胦一。凡此十二原者，主治五藏六府之有疾者也。胀取三阳，飧泄取三阴。

或言久疾之不可取者，非其说也。

言不可治者，未得其术也。

刺诸热者，如以手探汤；刺寒清者，如人不欲行。

本输第二

是谓五藏六府之腧，五五二十五腧，六六三十六腧也。六府皆出足之三阳，上合于手者也。

肺合大肠，大肠者，传道之府。心合小肠，小肠者，受盛之府。肝合胆，胆者，中精之府。脾合胃，胃者，五谷之府。肾合膀胱，膀胱者，津液之府也。少阳属肾，肾上连肺，故将两藏。三焦者，中渎之府也，水道出焉，属膀胱，是孤之府也，是六府之所与合者。

小针解第三

粗守形者，守刺法也。上守神者，守人之血气有余不足，可补泻也。神客者，正邪共会也。神者，正气也。客者，邪气也。在门者，邪循正气之所出入也。未睹其疾者，先知邪正何经之疾也。恶知其原者，先知何经之病所取之处也。

刺之微在数迟者，徐疾之意也。粗守关者，守四肢而不知血气正邪之往来也。上守机者，知守气也。机之动不离其空中者，知气之虚实，用针之徐疾也。空中之机清静以微者，针以得气，密意守气勿失也。其来不可逢者，气盛不可补也。其往不可追者，气虚不可泻也。不可挂以发者，言气易失也。扣之不发者，言不知补泻之意也，血气已尽而气不下也。

迎而夺之者，泻也。追而济之者，补也。所谓虚则实之者，气口虚而当补之也。

满则泄之者，气口盛而当泻之也。宛陈则除之者，去血脉也。邪胜则虚之者，言诸经有盛者，皆泻其邪也。徐而疾则实者，言徐内而疾出也。疾而徐则虚者，言疾内而徐出也。

邪气藏府病形第四

身半已上者，邪中之也；身半已下者，湿中之也。故曰：邪之中人也，无有常，中于阴则溜于府，中于阳则溜于经。

阴之与阳也，异名同类，上下相会，经络之相贯，如环无端。邪之中人，或中于阴，或中于阳，上下左右，无有恒常。

诸阳之会，皆在于面。中人也方乘虚时，及新用力，若饮食汗出腠理开，而中于邪。中于面则下阳明，中于项则下太阳，中于颊则下少阳，其中于膺背两胁亦中其经。

形寒寒饮则伤肺，以其两寒相感，中外皆伤，故气逆而上行。

十二经脉，三百六十五络，其血气皆上于面而走空窍，其精阳气上走于目而为睛，其别气走于耳而为听，其宗气上出于鼻而为臭，其浊气出于胃，走唇舌而为味。

虚邪之中身也，洒淅动形。正邪之中人也微，先见于色，不知于身，若有若无，若亡若存，有形无形，莫知其情。

见其色，知其病，命曰明；按其脉，知其病，命曰神；问其病，知其处，命曰工。

故知一则为工，知二则为神，知三则神且明矣。

黄帝曰：病之六变者，刺之奈何？岐伯答曰：诸急者多寒；缓者多热；大者多气少血；小者血气皆少；滑者阳气盛，微有热；涩者多血少气，微有寒。是故刺急者，深内而久留之。刺缓者，浅内而疾发针，以去其热。刺大者，微泻其气，无出其血。刺滑者，疾发针而浅内之，以泻其阳气而去其热。刺涩者，必中其脉，随其逆顺而久留之，必先按而循之，已发针，疾按其痏，无令其血出，以和其脉。诸小者，阴阳形气俱不足，勿取以针，而调以甘药也。

黄帝曰：荥输与合，各有名乎？岐伯

答曰：荥输治外经，合治内府。黄帝曰：治内府奈何？岐伯曰：取之于合。黄帝曰：合各有名乎？岐伯答曰：胃合于三里，大肠合入于巨虚上廉，小肠合入于巨虚下廉，三焦合入于委阳，膀胱合入于委中央，胆合入于阳陵泉。

黄帝曰：刺之有道乎？岐伯答曰：刺此者，必中气穴，无中肉节，中气穴则针染于巷，中肉节即皮肤痛。补泻反则病益笃。中筋则筋缓，邪气不出，与其真相搏，乱而不去，反还内著，用针不审，以顺为逆也。

根结第五

太阳根于至阴，结于命门，命门者，目也。阳明根于厉兑，结于颡大，颡大者，钳耳也。少阳根于窍阴，结于窗笼，窗笼者，耳中也。太阳为开，阳明为阖，少阳为枢。

太阴根于隐白，结于太仓。少阴根于涌泉，结于廉泉。厥阴根于大敦，结于玉英，络于膻中。太阴为开，厥阴为阖，少阴为枢。

故曰用针之要，在于知调阴与阳，调阴与阳，精气乃光，合形与气，使神内藏。故曰上工平气，中工乱脉，下工绝气危生。故曰下工不可不慎也。必审五藏变化之病，五脉之应，经络之实虚，皮之柔粗，而后取之也。

寿夭刚柔第六

阴中有阴，阳中有阳，审知阴阳，刺之有方，得病所始，刺之有理，谨度病端，与时相应，内合于五藏六府，外合于筋骨皮肤。

病在阴之阴者，刺阴之荥输；病在阳之阳者，刺阳之合；病在阳之阴者，刺阴之经；病在阴之阳者，刺络脉。

久痹不去身者，视其血络，尽出其血。

黄帝曰：营卫寒痹之为病奈何？伯高答曰：营之生病也，寒热少气，血上下行。卫之生病也，气痛时来时去，怫忾贲响，风寒客于肠胃之中。寒痹之为病也，留而不去，时痛而皮不仁。黄帝曰：刺寒痹内热奈何？伯高答曰：刺布衣者，以火焠之。刺大人者，以药熨之。

官针第七

凡刺之要，官针最妙。九针之宜，各有所为，长短大小，各有所施也，不得其用，病弗能移。疾浅针深，内伤良肉，皮肤为痈；病深针浅，病气不泻，支为大脓。病小针大，气泻太甚，疾必为害；病大针小，气不泄泻，亦复为败。

本神第八

凡刺之法，先必本于神。

天之在我者德也，地之在我者气也，德流气薄而生者也。故生之来谓之精，两精相搏谓之神，随神往来者谓之魂，并精而出入者谓之魄，所以任物者谓之心，心有所忆谓之意，意之所存谓之志，因志而存变谓之思，因思而远慕谓之虑，因虑而处物谓之智。故智者之养生也，必顺四时而适寒暑，和喜怒而安居处，节阴阳而调刚柔。

是故用针者，察观病人之态，以知精神魂魄之存亡得失之意，五者以伤，针不可以治之也。

肝气虚则恐，实则怒。

心气虚则悲，实则笑不休。

终始第九

凡刺之道，毕于终始，明知终始，五藏为纪，阴阳定矣。阴者主藏，阳者主府，阳受气于四末，阴受气于五藏。故泻者迎之，补者随之，知迎知随，气可令和。和气之方，必通阴阳……五藏为阴，六府为阳。

凡刺之道，气调而止，补阴泻阳，音气益彰，耳目聪明，反此者血气不行。所谓气至而有效者，泻则益虚，虚者脉大如其故而不坚也，坚如其故者，适虽言故，病未去也。补则益实，实者脉大如其故而益坚也，夫如其故而不坚者，适虽言快，病未去也。故补则实，泻则虚，痛虽不随针，病必衰去。必先通十二经脉之所生病，而后可得传于终始矣。故阴阳不相移，虚实不相倾，取之其经。

膺腧中膺，背腧中背。

手屈而不伸者，其病在筋；伸而不屈者，其病在骨。在骨守骨，在筋守筋。

补须一方实，深取之，稀按其痏，以极出其邪气；一方虚，浅刺之，以养其脉，疾按其痏，无使邪气得入。邪气来也紧而疾，谷气来也徐而和。脉实者，深刺之，以泄其气；脉虚者，浅刺之，使精气无得出，以养其脉，独出其邪气。刺诸痛者，其脉皆实。

从腰以上者，手太阴阳明皆主之；从腰以下者，足太阴阳明皆主之。病在上者下取之，病在下者高取之，病在头者取之足，病在足者取之腘。病生于头者头重，生于手者臂重，生于足者足重，治病者先刺其病所从生者也。

经脉第十

人始生，先成精，精成而脑髓生，骨为干，脉为营，筋为刚，肉为墙，皮肤坚而毛发长，谷入于胃，脉道以通，血气乃行。

经脉者，所以能决死生，处百病，调虚实，不可不通。

肺手太阴之脉，起于中焦，下络大肠，还循胃口，上膈属肺，从肺系，横出腋下，下循臑内，行少阴心主之前，下肘中，循臂内上骨下廉，入寸口，上鱼，循鱼际，出大指之端。

其支者，从腕后直出次指内廉，出其端。

是动则病，肺胀满，膨膨而喘咳，缺盆中痛，甚则交两手而瞀，此为臂厥。

是主肺所生病者，咳，上气喘喝，烦心胸满，臑臂内前廉痛厥，掌中热。气盛有余，则肩背痛风寒，汗出中风，小便数而欠；气虚，则肩背痛寒，少气不足以息，溺色变。

为此诸病，盛则泻之，虚则补之，热则疾之，寒则留之，陷下则灸之，不盛不虚，以经取之。盛者寸口大三倍于人迎，虚者则寸口反小于人迎。

大肠手阳明之脉，起于大指次指之端，

循指上廉，出合谷两骨之间，上入两筋之中，循臂上廉，入肘外廉，上臑外前廉，上肩，出髃骨之前廉，上出于柱骨之会上，下入缺盆，络肺，下膈，属大肠。

其支者，从缺盆上颈，贯颊，入下齿中；还出夹口，交人中，左之右，右之左，上夹鼻孔。

是动则病，齿痛，颈肿。

是主津所生病者，目黄，口干，鼽衄，喉痹，肩前臑痛，大指次指痛不用。气有余，则当脉所过者热肿；虚，则寒栗不复。

为此诸病，盛则泻之，虚则补之，热则疾之，寒则留之，陷下则灸之，不盛不虚，以经取之。盛者人迎大三倍于寸口，虚者人迎反小于寸口也。

胃足阳明之脉，起于鼻，交頞中，旁约太阳之脉，下循鼻外，入上齿中，还出夹口，环唇，下交承浆，却循颐后下廉，出大迎，循颊车，上耳前，过客主人，循发际，至额颅。

其支者，从大迎前下人迎，循喉咙，入缺盆，下膈，属胃，络脾。

其直者，从缺盆下乳内廉，下夹脐，

入气街中。

其支者，起于胃口，下循腹里，下至气街中而合。以下髀关，抵伏兔，下入膝膑中，下循胫外廉，下足跗，入中指内间。

其支者，下膝三寸而别，下入中指外间。

其支者，别跗上，入大指间，出其端。

是动则病，洒洒振寒，善伸，数欠，颜黑，病至则恶人与火，闻木声则惕然而惊，心欲动，独闭户塞牖而处，甚则欲上高而歌，弃衣而走；贲响腹胀，是为骭厥。

是主血所生病者，狂，疟，温淫，汗出，鼽衄，口喎，唇胗，颈肿，喉痹，大腹水肿，膝膑肿痛；循膺、乳、气街、股、伏兔、骭外廉、足跗上皆痛，中指不用。气盛，则身以前皆热，其有余于胃，则消谷善饥，溺色黄；气不足，则身以前皆寒栗，胃中寒则胀满。

为此诸病，盛则泻之，虚则补之，热则疾之，寒则留之，陷下则灸之，不盛不虚，以经取之。盛者人迎大三倍于寸口，虚者人迎反小于寸口也。

脾足太阴之脉，起于大指之端，循指

内侧白肉际，过核骨后，上内踝前廉，上腨内，循胫骨后，交出厥阴之前，上循膝股内前廉，入腹，属脾，络胃，上膈，夹咽，连舌本，散舌下。

其支者，复从胃，别上膈，注心中。

是动则病，舌本强，食则呕，胃脘痛，腹胀善噫，得后与气，则快然如衰，身体皆重。

是主脾所生病者，舌本痛，体重不能动摇，食不下，烦心，心下急痛，溏、瘕泄，水闭，黄疸，不能卧，强立股膝内肿、厥，足大指不用。

为此诸病，盛则泻之，虚则补之，热则疾之，寒则留之，陷下则灸之，不盛不虚，以经取之。盛者寸口大三倍于人迎，虚者寸口反小于人迎。

心手少阴之脉，起于心中，出属心系，下膈，络小肠。

其支者，从心系，上夹咽，系目系。

其直者，复从心系，却上肺，下出腋下，下循臑内后廉，行太阴、心主之后，下肘内，循臂内后廉，抵掌后锐骨之端，入掌内后廉，循小指之内，出其端。

是动则病，嗌干，心痛，渴而欲饮，是为臂厥。

是主心所生病者，目黄，胁痛，臑臂内后廉痛、厥，掌中热痛。

为此诸病，盛则泻之，虚则补之，热则疾之，寒则留之，陷下则灸之，不盛不虚，以经取之。盛者寸口大再倍于人迎，虚者寸口反小于人迎也。

小肠手太阳之脉，起于小指之端，循手外侧上腕，出踝中，直上循臂骨下廉，出肘内侧两筋之间，上循臑外后廉，出肩解，绕肩胛，交肩上，入缺盆，络心，循咽，下膈，抵胃，属小肠。

其支者，从缺盆循颈，上颊，至目锐眦，却入耳中。

其支者，别颊上䪼，抵鼻，至目内眦，斜络于颧。

是动则病，嗌痛，颔肿，不可以顾，肩似拔，臑似折。

是主液所生病者，耳聋，目黄，颊肿，颈、颔、肩、臑、肘、臂外后廉痛。

为此诸病，盛则泻之，虚则补之，热则疾之，寒则留之，陷下则灸之，不盛不虚，以经取之。盛者人迎大再倍于寸口，虚者人迎反小于寸口也。

膀胱足太阳之脉，起于目内眦，上额，交巅。

其支者，从巅至耳上角。

其直者，从巅入络脑，还出别下项，循肩髆内，夹脊抵腰中，入循膂，络肾属膀胱。

其支者，从腰中，下夹脊，贯臀，入腘中。

其支者，从髆内左右，别下贯胛，夹脊内，过髀枢，循髀外后廉下合腘中。以下贯腨内，出外踝之后，循京骨至小指外侧。

是动则病，冲头痛，目似脱，项如拔，脊痛，腰似折，髀不可以曲，腘如结，腨如裂，是为踝厥。

是主筋所生病者，痔，疟，狂，癫疾，头囟项痛，目黄，泪出，鼽衄，项、背、腰、尻、腘、腨、脚皆痛，小指不用。

为此诸病，盛则泻之，虚则补之，热则疾之，寒则留之，陷下则灸之，不盛不虚，以经取之。盛者人迎大再倍于寸口，虚者人迎反小于寸口也。

肾足少阴之脉，起于小指之下，邪走足心，出于然骨之下，循内踝之后，别入跟中，以上腨内，出腘内廉，上股内后廉，贯脊，属肾，络膀胱。

其直者，从肾上贯肝膈，入肺中，循喉咙，夹舌本。

其支者，从肺出络心，注胸中。

是动则病，饥不欲食，面如漆柴，咳唾则有血，喝喝而喘，坐而欲起，目𥆨𥆨如无所见，心如悬若饥状，气不足则善恐，心惕惕如人将捕之，是为骨厥。

是主肾所生病者，口热舌干，咽肿上气，嗌干及痛，烦心，心痛，黄疸，肠澼，脊、股内后廉痛，痿、厥、嗜卧，足下热而痛。

为此诸病，盛则泻之，虚则补之，热则疾之，寒则留之，陷下则灸之，不盛不虚，以经取之。灸则强食生肉，缓带披发，大杖重履而步。盛者寸口大再倍于人迎，虚者寸口反小于人迎也。

心主手厥阴心包络之脉，起于胸中，出属心包络，下膈，历络三焦。

其支者，循胸出胁，下腋三寸，上抵腋下，循臑内，行太阴、少阴之间，入肘中，下臂，行两筋之间，入掌中，循中指，出其端。

其支者，别掌中，循小指次指出其端。

是动则病，手心热，臂、肘挛急，腋肿；甚则胸胁支满，心中憺憺大动，面赤，目黄，喜笑不休。

是主脉所生病者，烦心，心痛，掌中热。

为此诸病，盛则泻之，虚则补之，热则疾之，寒则留之，陷下则灸之，不盛不虚，以经取之。盛者寸口大一倍于人迎，虚者寸口反小于人迎也。

三焦手少阳之脉，起于小指次指之端，上出两指之间，循手表腕，出臂外两骨之间，上贯肘，循臑外上肩，而交出足少阳之后，入缺盆，布膻中，散络心包，下膈，遍属三焦。

其支者，从膻中，上出缺盆，上项，系耳后，直上出耳上角，以屈下颊至䪼。

其支者，从耳后入耳中，出走耳前，过客主人前，交颊，至目锐眦。

是动则病，耳聋，浑浑焞焞，嗌肿，喉痹。

是主气所生病者，汗出，目锐眦痛，颊肿，耳后、肩、臑、肘、臂外皆痛，小指次指不用。

为此诸病，盛则泻之，虚则补之，热则疾之，寒则留之，陷下则灸之，不盛不虚，以经取之。盛者人迎大一倍于寸口，虚者人迎反小于寸口也。

胆足少阳之脉，起于目锐眦，上抵头角，下耳后，循颈，行手少阳之前，至肩上，却交出手少阳之后，入缺盆。

其支者，从耳后入耳中，出走耳前，至目锐眦后。

其支者，别锐眦，下大迎，合于手少阳，抵于䪼，下加颊车，下颈，合缺盆。以下胸中，贯膈，络肝，属胆，循胁里，出气街，绕毛际，横入髀厌中。

其直者，从缺盆下腋，循胸，过季胁，下合髀厌中，以下循髀阳，出膝外廉，下外辅骨之前，直下抵绝骨之端，下出外踝之前，循足跗上，入小指次指之间。

其支者，别跗上，入大指之间，循大

指歧骨内，出其端，还贯爪甲，出三毛。

是动则病，口苦，善太息，心胁痛不能转侧，甚则面微有尘，体无膏泽，足外反热，是为阳厥。

是主骨所生病者，头痛，颌痛，目锐眦痛，缺盆中肿痛，腋下肿，马刀、侠瘿，汗出振寒，疟，胸胁、肋、髀、膝外至胫、绝骨、外踝前，及诸节皆痛，小指次指不用。

为此诸病，盛则泻之，虚则补之，热则疾之，寒则留之，陷下则灸之，不盛不虚，以经取之。盛者人迎大一倍于寸口，虚者人迎反小于寸口也。

肝足厥阴之脉，起于大指丛毛之际，上循足跗上廉，去内踝一寸，上踝八寸，交出太阴之后，上腘内廉，循股阴，入毛中，环阴器，抵小腹，夹胃，属肝，络胆，上贯膈，布胁肋，循喉咙之后，上入颃颡，连目系，上出额，与督脉会于巅。

其支者，从目系下颊里，环唇内。

其支者，复从肝别，贯膈，上注肺。

是动则病，腰痛不可以俛仰，丈夫㿗疝，妇人少腹肿，甚则嗌干，面尘脱色。

是主肝所生病者，胸满，呕逆，飧泄，狐疝，遗溺，闭癃。

为此诸病，盛则泻之，虚则补之，热则疾之，寒则留之，陷下则灸之，不盛不虚，以经取之。盛者寸口大一倍于人迎，虚者寸口反小于人迎也。

经脉十二者，伏行分肉之间，深而不见。

诸脉之浮而常见者，皆络脉也。

雷公曰：何以知经脉之与络脉异也？黄帝曰：经脉者常不可见也，其虚实也以气口知之，脉之见者皆络脉也。雷公曰：细子无以明其然也。黄帝曰：诸络脉皆不能经大节之间，必行绝道而出，入复合于皮中，其会皆见于外。故诸刺络脉者，必刺其结上，甚血者虽无结，急取之以泻其邪而出其血，留之发为痹也。凡诊络脉，脉色青则寒且痛，赤则有热。胃中寒，手鱼之络多青矣；胃中有热，鱼际络赤；其暴黑者，留久痹也；其有赤有黑有青者，寒热气也；其青短者，少气也。凡刺寒热者皆多血络，必间日而一取之，血尽而止，乃调其虚实，其小而短者少气，甚者泻之则闷，闷甚则仆不得言，闷则急坐之也。

手太阴之别，名曰列缺。起于腕上分间，并太阴之经，直入掌中，散入于鱼际。

其病实则手锐掌热，虚则欠故，小便遗数。取之去腕一寸半，别走阳明也。

手少阴之别，名曰通里，去腕一寸，别而上行，循经入于心中，系舌本，属目系。

其实则支膈；虚则不能言。取之掌后一寸，别走太阳也。

手心主之别，名曰内关，去腕两寸，出于两筋之间，循经以上，系于心包，络心系。

实，则心痛；虚，则为头强烦心，取之两筋间也。

手太阳之别，名曰支正，上腕五寸，内注少阴；其别者，上走肘，络肩髃。

实则节弛肘废；虚则生肬，小者如指痂疥，取之所别也。

手阳明之别，名曰偏历，去腕三寸，别入太阴；其别者，上循臂，乘肩髃，上曲颊偏齿；其别者，入耳，合于宗脉。

实则龋、聋；虚则齿寒，痹隔，取之

所别也。

手少阳之别，名曰外关，去腕二寸，外绕臂，注胸中，合心主。

病实则肘挛；虚则不收，取之所别也。

足太阳之别，名曰飞阳，去踝七寸，别走少阴。

实则鼽窒，头背痛；虚则鼽衄，取之所别也。

足少阳之别，名曰光明，去踝五寸，别走厥阴，下络足跗。

实则厥，虚则痿躄，坐不能起，取之所别也。

足阳明之别，名曰丰隆，去踝八寸，别走太阴；其别者，循胫骨外廉，上络头项，合诸经之气，下络喉嗌。

其病气逆则喉痹卒喑，实则狂癫，虚则足不收，胫枯，取之所别也。

足太阴之别，名曰公孙，去本节后一寸，别走阳明；其别者，入络肠胃。

厥气上逆则霍乱。实则肠中切痛，虚则鼓胀，取之所别也。

足少阴之别，名曰大钟，当踝后绕跟，别走太阳；其别者，并经上走于心包，下外贯腰脊。

其病气逆则烦闷。实则闭癃，虚则腰痛，取之所别也。

足厥阴之别，名曰蠡沟，去内踝五寸，别走少阳；其别者，循胫上睾，结于茎。

其病气逆则睾肿卒疝。实则挺长，虚则暴痒，取之所别也。

任脉之别，名曰尾翳，下鸠尾，散于腹。

实则腹皮痛，虚则痒搔，取之所别也。

督脉之别，名曰长强，夹膂上项，散头上，下当肩胛左右，别走太阳，入贯膂。

实则脊强，虚则头重，高摇之，夹脊之有过者，取之所别也。

脾之大络，名曰大包，出渊腋下三寸，布胸胁。

实则身尽痛，虚则百节尽皆纵，此脉若罗络之血者，皆取之脾之大络脉也。

凡此十五络者，实则必见，虚则必下，视之不见，求之上下，人经不同，络脉异所别也。

经别第十一

夫十二经脉者，人之所以生，病之所以成，人之所以治，病之所以起，学之所始，工之所止也，粗之所易，上之所难也。

足太阳之正，别入于腘中，其一道下尻五寸，别入于肛，属于膀胱，散之肾，循膂，当心入散；直者，从膂上出于项，复属于太阳。此为一经也。

足少阴之正，至腘中，别走太阳而合，上至肾，当十四椎出属带脉；直者，系舌本，复出于项，合于太阳。此为一合。成以诸阴之别，皆为正也。

足少阳之正，绕髀，入毛际，合于厥阴；别者，入季胁之间，循胸里，属胆，散之上肝，贯心，以上夹咽，出颐颔中，散于面，系目系，合少阳于外眦也。

足厥阴之正，别跗上，上至毛际，合于少阳，与别俱行。此为二合也。

足阳明之正，上至髀，入于腹里，属胃，散之脾，上通于心，上循咽，出于口，上頞䪼，还系目系，合于阳明也。

足太阴之正，上至髀，合于阳明，与别俱行，上结于咽，贯舌本。此为三合也。

手太阳之正，指地，别于肩解，入腋，走心，系小肠也。

手少阴之正，别入于渊腋两筋之间，属于心，上走喉咙，出于面，合目内眦。此为四合也。

手少阳之正，指天，别于巅，入缺盆，下走三焦，散于胸中也。

手心主之正，别下渊腋三寸，入胸中，别属三焦，出循喉咙，出耳后，合少阳完骨之下。此为五合也。

手阳明之正，从手循膺乳，别于肩髃，入柱骨，下走大肠，属于肺，上循喉咙，出缺盆。合于阳明也。

手太阴之正，别入渊腋少阴之前，入走肺，散之大肠，上入出盆，循喉咙，复合阳明。此六合也。

经筋第十三

足太阳之筋，起于足小指，上结于踝；邪上结于膝；其下循足外踝，结于踵；上循跟，结于腘。

其别者，结于踹外。上腘中内廉，与腘中并，上结于臀。上夹脊上项。

其支者，别入结于舌本。

其直者，结于枕骨；上头下颜，结于鼻。

其支者，为目上纲，下结于頄。

其支者，从腋后外廉，结于肩髃。

其支者，入腋下，上出缺盆，上结于完骨。

其支者，出缺盆，邪上出于頄。

其病：小指支，跟肿痛，腘挛，脊反折，项筋急，肩不举，腋支，缺盆中纽痛，不可左右摇。

治在燔针劫制，以知为数，以痛为输，名曰仲春痹也。

足少阳之筋，起于小指次指，上结外踝；上循胫外廉，结于膝外廉。

其支者，别起外辅骨，上走髀，前者结于伏兔之上，后者结于尻。

其直者，上乘䏚、季胁，上走腋前廉，系于膺乳，结于缺盆。

直者上出腋，贯缺盆，出太阳之前，

循耳后，上额角，交巅上，下走颔，上结于頄。

支者，结于目外眦，为外维。

其病：小指次指支转筋，引膝外转筋，膝不可屈伸，腘筋急，前引髀，后引尻，即上乘眇季胁痛，上引缺盆、膺乳、颈，维筋急，从左之右，右目不开，上过右角，并跻脉而行，左络于右，故伤左角，右足不用，命曰维筋相交。

治在燔针劫刺，以知为数，以痛为输，名曰孟春痹也。

足阳明之筋，起于中三指，结于跗上，邪外加于辅骨，上结于膝外廉；直上结于髀枢；上循胁，属脊。

其直者，上循骭，结于膝。其支者，结于外辅骨，合少阳。

其直者，上循伏兔，上结于髀，聚于阴器，上腹而布，至缺盆而结。上颈，上夹口，合于頄，下结于鼻，上合于太阳。太阳为目上纲，阳明为目下纲。其支者，从颊结于耳前。

其病：足中指支，胫转筋，脚跳坚，伏兔转筋，髀前肿，㿗疝，腹筋急，引缺盆及颊。卒口僻，急者目不合；热则筋纵、目不开。颊筋有寒则急，引颊移口；有热则筋弛纵，缓，不胜收，故僻。

治在燔针劫刺，以知为数，以痛为输，名曰季春痹也。

足太阴之筋，起于大指之端内侧，上结于内踝。

其直者，络于膝内辅骨；上循阴股，结于髀，聚于阴器。上腹，结于脐；循腹里，结于肋，散于胸中；其内者著于脊。

其病：足大指支，内踝痛，转筋痛，膝内辅骨痛，阴股引髀而痛，阴器纽痛，上引脐与两胁痛，引膺中，脊内病痛。

治在燔针劫刺，以知为数，以痛为输，命曰孟秋痹也。

足少阴之筋，起于小指之下入足心，并足太阴之筋，邪走内踝之下，结于踵；与足太阳之筋合，而上结于内辅骨之下；并太阴之筋而上，循阴股，结于阴器。循膂内夹脊，上至项，结于枕骨，与足太阳之筋合。

其病：足下转筋，及所过而结者皆痛及转筋。病在此者，主痫瘈及痉，在外者不能俯，在内者不能仰。故阳病者腰反折，不能俯；阴病者，不能仰。

治在燔针劫刺，以知为数，以痛为输，在内者熨引饮药。此筋折纽，纽发数甚者，死不治，名曰仲秋痹也。

足厥阴之筋，起于大指之上，上结于内踝之前，上循胫，结内辅之下，上循阴股，结于阴器，络诸筋。

其病：足大指支，内踝之前痛，内辅痛，阴股痛，转筋，阴器不用。伤于内则不起，伤于寒则阴缩入，伤于热则纵挺不收。

其病转筋者，治在燔针劫刺，以知为数，以痛为输，命曰季秋痹也。

手太阳之筋，起于小指之上，结于腕；上循臂内廉，结于肘内锐骨之后，弹之应小指之上；入结于腋下。

其支者，后走腋后廉，上绕肩胛，循颈，出走足太阳之筋前，结于耳后完骨。其支者，入耳中；直者出耳上，下结于颔，上属目外眦。

其病：小指支，肘内锐骨后廉痛；循臂阴，入腋下，腋下痛，腋后廉痛，绕肩胛引颈而痛，应耳中鸣，痛，引颔，目瞑良久乃能视。

颈筋急则为筋瘘，颈肿。

寒热在颈者，治在燔针劫刺，以知为数，以痛为输，其为肿者，复而锐之。本支者，上曲牙，循耳前，属目外眦，上颔，结于角。其痛当所过者支转筋。

治在燔针劫刺，以知为数，以痛为输，名曰仲夏痹也。

手少阳之筋，起于小指次指之端，结于腕；上循臂，结于肘；上绕臑外廉，上肩，走颈，合手太阳。

其支者，当曲颊入系舌本。

其支者，上曲牙，循耳前，属目外眦，上乘颔，结于角。

其病：当所过者支、转筋，舌卷。

治在燔针劫刺，以知为数，以痛为输，名曰季夏痹也。

手阳明之筋，起于大指次指之端，结于腕；上循臂，上结于肘外；上臑，结于肩髃。

其支者，绕肩胛，挟脊；其直者从肩髃上颈。

其支者，上颊，结于頄；直者，上出于手太阳之前，上左角，络头，下右颔。

其病：当所过者支痛及转筋，肩不举，颈不可左右视。

治在燔针劫刺，以知为数，以痛为输，名曰孟夏痹也。

手太阴之筋，起于大指之上，循指上行，结于鱼后；行寸口外侧，上循臂，结肘中；上臑内廉，入腋下，出缺盆，结肩前髃；上结缺盆，下结胸里，散贯贲，合贲下，抵季胁。

其病：所过者支转筋痛，其成息贲者，胁急、吐血。

治在燔针劫刺，以知为数，以痛为输，名曰仲冬痹也。

手心主之筋，起于中指，与太阴之筋并行，结于肘内廉；上臂阴，结腋下；下散前后夹胁。

其支者，入腋，散胸中，结于贲。

其病：当所过者支转筋，及胸痛、息贲。

治在燔针劫刺，以知为数，以痛为输，名曰孟冬痹也。

手少阴之筋，起于小指之内侧，结于锐骨；上结于肘后廉；上入腋，交太阴，伏乳里，结于胸中；循贲，下系于脐。

其病：内急，心承伏梁，下为肘网。其病当所过者支转筋，筋痛。

治在燔针劫刺，以知为数，以痛为输。其成伏梁唾血脓者，死不治。

经筋之病，寒则反折筋急，热则弛纵不收，阴痿不用。阳急则反折，阴急则俯不伸。焠刺者，刺寒急也，热则筋弛纵不收，无用燔针，名曰季冬痹也。足之阳明，手之太阳，筋急则口目为僻，眦急不能卒视，治皆如右方也。

营气第十六

营气之道，内谷为宝，谷入于胃，乃传之肺，流溢于中，布散于外，精专者行于经隧，常营无已，终而复始，是谓天地之纪。

营卫生会第十八

人受气于谷，谷入于胃，以传与肺，五藏六府，皆以受气，其清者为营，浊者为卫，营在脉中，卫在脉外，营周不休，五十而复大会。阴阳相贯，如环无端。

营出于中焦，卫出于下焦。

上焦出于胃上口，并咽以上贯膈而布胸中，走腋，循太阴之分而行，还至阳明，上至舌，下足阳明，常与营俱行于阳二十五度，行于阴亦二十五度一周也，故五十度而复大会于手太阴矣。

中焦亦并胃中，出上焦之后，此所受气者，泌糟粕，蒸津液，化其精微，上注于肺脉，乃化而为血，以奉生身，莫贵于此，故独得行于经隧，命曰营气。

营卫者精气也，血者神气也，故血之与气，异名同类焉。故夺血者无汗，夺汗者无血，故人生有两死而无两生。

下焦者，别回肠，注于膀胱而渗入焉。故水谷者，常并居于胃中，成糟粕，而俱下于大肠，而成下焦，渗而俱下，济泌别汁，循下焦而渗入膀胱焉。

余闻上焦如雾，中焦如沤，下焦如渎，此之谓也。

寒热病第二十一

颈侧之动脉人迎。人迎，足阳明也，在婴筋之前。婴筋之后，手阳明也，名曰扶突。次脉，足少阳脉也，名曰天牖。次脉，足太阳也，名曰天柱。腋下动脉，臂太阴也，名曰天府。阳迎头痛，胸满不得息，取之人迎。暴喑气鞕，取扶突与舌本出血。暴聋气蒙，耳目不明，取天牖。暴挛痫眩，足不任身，取天柱。暴瘅内逆，肝肺相搏，血溢鼻口，取天府。此为天牖五部。

病本第二十五

病发而有余，本而标之，先治其本，后治其标；病发而不足，标而本之，先治其标，后治其本。

周痹第二十七

周痹者，在于血脉之中，随脉以上，随脉以下，不能左右，各当其所。黄帝曰：刺之奈何？岐伯对曰：痛从上下者，先刺其下以过之，后刺其上以脱之；痛从下上者，先刺其上以过之，后刺其下以脱之。

风寒湿气，客于外分肉之间，迫切而为沫，沫得寒则聚，聚则排分肉而分裂也，分裂则痛，痛则神归之，神归之则热，热则痛解，痛解则厥，厥则他痹发，发则如是。

此内不在藏，而外未发于皮，独居分肉之间，真气不能周，故命曰周痹。故刺痹者，必先切循其下之六经，视其虚实，及大络之血结而不通，及虚而脉陷空者而调之，熨而通之，其瘛坚，转引而行之。

口问第二十八

凡此十二邪者，皆奇邪之走空窍者也。故邪之所在，皆为不足。故上气不足，脑为之不满，耳为之苦鸣，头为之苦倾，目为之眩；中气不足，溲便为之变，肠为之苦鸣；下气不足，则乃为痿厥心悗。补足外踝下留之。

决气第三十

两神相搏，合而成形，常先身生，是谓精。

上焦开发，宣五谷味，熏肤充身泽毛，若雾露之溉，是谓气。

腠理发泄，汗出溱溱，是谓津。

谷入气满，淖泽注于骨，骨属屈伸，泄泽，补益脑髓，皮肤润泽，是谓液。

中焦受气取汁，变化而赤，是谓血。

壅遏营气，令无所避，是谓脉。

海论第三十三

夫十二经脉者，内属于藏府，外络于肢节

胃者水谷之海，其输上在气街，下至三里。冲脉者为十二经之海，其输上在于大杼，下出于巨虚之上下廉。膻中者为气之海，其输上在于柱骨之上下，前在于人迎。脑为髓之海，其输上在于其盖，下在风府。

五乱第三十四

黄帝曰：补泻奈何？岐伯曰：徐入徐出，谓之导气。补泻无形，谓之同精。是非有余不足也，乱气之相逆也。

五癃津液别第三十六

水谷皆入于口，其味有五，各注其海，津液各走其道。故三焦出气，以温肌肉，充皮肤，为其津；其流而不行者为液。天暑衣厚则腠理开，故汗出；寒留于分肉之间，聚沫则为痛。天寒则腠理闭，气湿不行，水下留于膀胱，则为溺与气。五藏六府，心为之主，耳为之听，目为之候，肺为之相，肝为之将，脾为之卫，肾为之主外。

逆顺肥瘦第三十八

手之三阴，从藏走手；手之三阳，从手走头。足之三阳，从头走足；足之三阴，从足走腹。

阴阳系日月第四十一

其于五藏也，心为阳中之太阳，肺为阳中之少阴，肝为阴中之少阳，脾为阴中之至阴，肾为阴中之太阴。

且夫阴阳者，有名而无形，故数之可十，离之可百，散之可千，推之可万，此之谓也。

顺气一日分为四时第四十四

黄帝曰：夫百病之所始生者，必起于燥湿、寒暑、风雨、阴阳、喜怒、饮食、居处，气合而有形，得藏而有名，余知其然也。夫百病者，多以旦慧昼安，夕加夜甚，何也？岐伯曰：四时之气使然。

黄帝曰：愿闻四时之气。岐伯曰：春生，夏长，秋收，冬藏，是气之常也，人亦应之。以一日分为四时，朝则为春，日中为夏，日入为秋，夜半为冬。朝则人气始生，病气衰，故旦慧；日中人气长，长则胜邪，故安；夕则人气始衰，邪气始生，故加；夜半人气入藏，邪气独居于身，故甚也。

黄帝曰：何谓藏主冬，时主夏，音主长夏，味主秋，色主春？愿闻其故。岐伯曰：病在藏者，取之井；病变于色者，取之荥；病时间时甚者，取之输；病变于音者，取之经，经满而血者；病在胃及以饮食不节得病者，取之于合。故命曰味主合。是谓五变也。

本藏第四十七

人之血气精神者，所以奉生而周于性命者也；经脉者，所以行血气而营阴阳，濡筋骨，利关节者也；卫气者，所以温分肉，充皮肤，肥腠理，司开阖者也；志意者，所以御精神，收魂魄，适寒温，和喜怒者也。

是故血和则经脉流行，营复阴阳，筋骨劲强，关节清利矣；卫气和则分肉解利，皮肤调柔，腠理致密矣；志意和则精神专直，魂魄不散，悔怒不起，五藏不受邪矣；寒温和则六腑化谷，风痹不作，经脉通利，肢节得安矣，此人之常平也。

五藏者，所以藏精神血气魂魄者也；六腑者，所以化水谷而行津液者也。

五色第四十九

庭者，首面也。阙上者，咽喉也。阙中者，肺也。下极者，心也。直下者，肝也。肝左者，胆也。下者，脾也。方上者，胃也。中央者，大肠也。夹大肠者，肾也。当肾者，脐也。面王以上者，小肠也。面王以下者，膀胱子处也。颧者，肩也。颧后者，臂也。臂下者，手也。目内眦上者，膺乳也。夹绳而上者，背也。循牙车以下者，股也。中央者，膝也。膝以下者，胫也。当胫以下者，足也。巨分者，股里也。巨屈者，膝膑也。此五藏六府肢节之部也，各有部分。有部分，用阴和阳，用阳和阴，当明部分，万举万当，能别左右，是谓大道，男女异位，故曰阴阳，审察泽夭，谓之良工。

背俞第五十一

黄帝问于岐伯曰：愿闻五藏之俞，出于背者。岐伯曰：胸中大俞在杼骨之端，肺俞在三焦之间，心俞在五焦之间，膈俞在七焦之间，肝俞在九焦之间，脾俞在十一焦之间，肾俞在十四焦之间，皆夹脊相去三寸所，则欲得而验之，按其处，应在中而痛解，乃其俞也。灸之则可，刺之则不可。气盛则泻之，虚则补之。以火补者，毋吹其火，须自灭也。以火泻者，疾吹其火，传其艾，须其火灭也。

卫气第五十二

五藏者，所以藏精神魂魄者也。六府者，所以受水谷而行化物者也。

足太阳之本，在跟以上五寸中，标在

两络命门。命门者，目也。

足少阳之本，在窍阴之间，标在窗笼之前。窗笼者，耳也。

足少阴之本，在内踝下上三寸中，标在背俞与舌下两脉也。

足厥阴之本，在行间上五寸所，标在背俞也。

足阳明之本，在厉兑，标在人迎，颊夹颃颡也。

足太阴之本，在中封前上四寸之中，标在背俞与舌本也。

手太阳之本，在外踝之后，标在命门之上一寸也。

手少阳之本，在小指次指之间上二寸，标在耳后上角下外眦也。

手阳明之本，在肘骨中，上至别阳，标在颜下合钳上也。

手太阴之本，在寸口之中，标在腋内动也。

手少阴之本，在锐骨之端，标在背俞也。

手心主之本，在掌后两筋之间二寸中，标在腋下下三寸也。

请言气街：胸气有街，腹气有街，头气有街，胫气有街。故气在头者，止之于脑。气在胸者，止之膺与背俞。气在腹者，止之背俞与冲脉于脐左右之动脉者。气在胫者，止之于气街与承山、踝上以下。取此者用毫针，必先按而在久应于手，乃刺而予之。

所治者，头痛眩仆，腹痛中满暴胀，及有新积。痛可移者，易已也；积不痛，难已也。

天年第五十四

黄帝曰：何者为神？岐伯曰：血气已和，荣卫已通，五藏已成，神气舍心，魂魄毕具，乃成为人。

逆顺第五十五

刺之大约者，必明知病之可刺，与其未可刺，与其已不可刺也。

《刺法》曰：无刺熇熇之热，无刺漉漉之汗，无刺浑浑之脉，无刺病与脉相逆者。

上工，刺其未生者也；其次，刺其未盛者也；其次，刺其已衰者也。下工，刺其方袭者也，与其形之盛者也，与其病之与脉相逆者也。故曰：方其盛也，勿敢毁伤，刺其已衰，事必大昌。故曰：上工治未病，不治已病。此之谓也。

五味第五十六

胃者，五藏六府之海也，水谷皆入于胃，五藏六府皆禀气于胃。五味各走其所喜，谷味酸，先走肝，谷味苦，先走心，谷味甘，先走脾，谷味辛，先走肺，谷味咸，先走肾。谷气津液已行，营卫大通，乃化糟粕，以次传下。

黄帝曰：营卫之行奈何？伯高曰：谷始入于胃，其精微者，先出于胃之两焦，以溉五藏，别出两行，营卫之道。其大气之抟而不行者，积于胸中，命曰气海，出于肺，循喉咽，故呼则出，吸则入。天地之精气，其大数常出三入一，故谷不久，半日则气衰，一日则气少矣。

动输第六十二

胃为五藏六府之海，其清气上注于肺，肺气从太阴而行之，其行也，以息往来，故人一呼脉再动，一吸脉亦再动，呼吸不已，故动而不止。

冲脉者，十二经之海也。

五音五味第六十五

夫人之常数，太阳常多血少气，少阳常多气少血，阳明常多血多气，厥阴常多气少血，少阴常多血少气，太阴常多血少气，此天之常数也。

百病始生第六十六

夫百病之始生也，皆生于风雨寒暑，清湿喜怒。喜怒不节则伤藏，风雨则伤上，清湿则伤下。三部之气，所伤异类，愿闻其会。岐伯曰：三部之气各不同，或起于阴，或起于阳，请言其方。喜怒不节，则伤藏，藏伤则病起于阴也；清湿袭虚，则病起于下；风雨袭虚，则病起于上，是谓三部。

邪客第七十一

五谷入于胃也，其糟粕、津液、宗气分为三隧。故宗气积于胸中，出于喉咙，以贯心脉，而行呼吸焉。营气者，泌其津液，注之于脉，化以为血，以荣四末，内注五藏六府，以应刻数焉。卫气者，出其悍气之慓疾，而先行于四末分肉皮肤之间而不休者也。

心者，五藏六府之大主也，精神之所舍也，其藏坚固，邪弗能容也。容之则心伤，心伤则神去，神去则死矣。故诸邪之在于心者，皆在于心之包络，包络者，心主之脉也，故独无腧焉。

持针之道，欲端以正，安以静，先知虚实，而行疾徐，左手执骨，右手循之，无与肉果，泻欲端以正，补必闭肤。辅针导气，邪得淫泆，真气得居。

官能第七十三

针所不为，灸之所宜；上气不足，推而扬之；下气不足，积而从之；阴阳皆虚，火自当之。

是故工之用针也，知气之所在，而守其门户，明于调气，补泻所在，徐疾之意，所取之处。泻必用员，切而转之，其气乃行，疾而徐出，邪气乃出，伸而迎之，遥大其穴，气出乃疾。补必用方，外引其皮，令当其门，左引其枢，右推其肤，微旋而徐推之，必端以正，安以静，坚心无解，欲微以留，气下而疾出之，推其皮，盖其外门，真气乃存。用针之要，无忘其神。

刺节真邪第七十五

用针者，必先察其经络之实虚，切而循之，按而弹之，视其应动者，乃后取之而下之。六经调者，谓之不病，虽病，谓之自已也。一经上实下虚而不通者，此必有横络盛加于大经，令之不通，视而泻之，此所谓解结也。

大惑论第八十

五藏六府之精气，皆上注于目而为之精。精之窠为眼，骨之精为瞳子，筋之精为黑眼，血之精为络，其窠气之精为白眼，肌肉之精为约束，裹撷筋骨血气之精而与脉并为系，上属于脑，后出于项中。

黄帝内经素问（选）

上古天真论篇第一

上古之人，其知道者，法于阴阳，和于术数，食饮有节，起居有常，不妄作劳，故能形与神俱，而尽终其天年，度百岁乃去。

人年老而无子者，材力尽邪？将天数然也？岐伯曰：女子七岁，肾气盛，齿更发长。二七而天癸至，任脉通，太冲脉盛，月事以时下，故有子。三七，肾气平均，故真牙生而长极。四七，筋骨坚，发长极，身体盛壮。五七，阳明脉衰，面始焦，发始堕。六七，三阳脉衰于上，面皆焦，发始白。七七，任脉虚，太冲脉衰少，天癸竭，地道不通，故形坏而无子也。丈夫八岁，肾气实，发长齿更。二八，肾气盛，天癸至，精气溢泻，阴阳和，故能有子。三八，肾气平均，筋骨劲强，故真牙生而长极。四八，筋骨隆盛，肌肉满壮。五八，肾气衰，发堕齿槁。六八，阳气衰竭于上，面焦，发鬓颁白。七八，肝气衰，筋不能动，天癸竭，精少，肾藏衰，形体皆极。八八，则齿发去。

四气调神大论篇第二

夫四时阴阳者，万物之根本也。所以圣人春夏养阳，秋冬养阴，以从其根；故与万物沉浮于生长之门，逆其根则伐其本，坏其真矣。

故阴阳四时者，万物之终始也，死生之本也，逆之则灾害生，从之则苛疾不起，是谓得道。道者，圣人行之，愚者佩之。从阴阳则生，逆之则死；从之则治，逆之则乱。反顺为逆，是谓内格。

是故圣人不治已病治未病，不治已乱治未乱，此之谓也。夫病已成而后药之，乱已成而后治之，譬犹渴而穿井，斗而铸锥，不亦晚乎。

生气通天论篇第三

阳气者，若天与日，失其所则折寿而不彰。故天运当以日光明。是故阳因而上，卫外者也。

因于寒，欲如运枢，起居如惊，神气乃浮。

因于暑，汗，烦则喘喝，静则多言。体若燔炭，汗出而散。

因于湿，首如裹，湿热不攘，大筋软短，小筋弛长，软短为拘，弛长为痿。因于气，为肿。四维相成，阳气乃竭。

阳气者，精则养神，柔则养筋。开阖不得，寒气从之，乃生大偻。

故风者，百病之始也，清静则肉腠闭拒，虽有大风苛毒，弗之能害，此因时之序也。故病久则传化，上下不并，良医弗为。故阳畜积病死，而阳气当隔。隔者当泻，不亟正治，粗乃败之。

故阳气者，一日而主外。平旦人气生，日中而阳气隆，日西而阳气已虚，气门乃闭。是故暮而收拒，无扰筋骨，无见雾露，反此三时，形乃困薄。

岐伯曰：阴者，藏精而起亟也；阳者，卫外而为固也。阴不胜其阳，则脉流薄疾，并乃狂。阳不胜其阴，则五藏气争，九窍不通。是以圣人陈阴阳，筋脉和同，骨髓坚固，气血皆从。如是则内外调和，邪不能害，耳目聪明，气立如故。

凡阴阳之要，阳密乃固，两者不和，若春无秋，若冬无夏。因而和之，是谓圣度。故阳强不能密，阴气乃绝。阴平阳秘，精神乃治，阴阳离决，精气乃绝。

味过于酸，肝气以津，脾气乃绝。味过于咸，大骨气劳，短肌，心气抑。味过于甘，心气喘满，色黑，肾气不衡。味过于苦，脾气不濡，胃气乃厚。味过于辛，筋脉沮弛，精神乃央。

金匮真言论篇第四

东风生于春，病在肝，俞在颈项；南风生于夏，病在心，俞在胸胁；西风生于秋，病在肺，俞在肩背；北风生于冬，病在肾，俞在腰股；中央为土，病在脾，俞在脊。故春气者病在头，夏气者病在藏，秋气者病在肩背，冬气者病在四肢。

故曰：阴中有阴，阳中有阳。平旦至日中，天之阳，阳中之阳也；日中至黄昏，天之阳，阳中之阴也；合夜至鸡鸣，天之阴，阴中之阴也；鸡鸣至平旦，天之阴，阴中之阳也。

故人亦应之，夫言人之阴阳，则外为阳，内为阴。言人身之阴阳，则背为阳，腹为阴。言人身之藏府中阴阳，则藏者为阴，府者为阳。肝、心、脾、肺、肾五藏皆为阴，胆、胃、大肠、小肠、膀胱、三焦六府皆为阳。所以欲知阴中之阴、阳中之阳者，何也？为冬病在阴，夏病在阳，春病在阴，秋病在阳，皆视其所在，为施针石也。故背为阳，阳中之阳，心也；背为阳，阳中之阴，肺也；腹为阴，阴中之阴，肾也；腹为阴，阴中之阳，肝也；腹为阴，阴中之至阴，脾也。此皆阴阳、表里、内外、雌雄相输应也，故以应天之阴阳也。

阴阳应象大论篇第五

黄帝曰：阴阳者，天地之道也，万物之纲纪，变化之父母，生杀之本始，神明之府也，治病必求于本。故积阳为天，积阴为地。阴静阳躁，阳生阴长，阳杀阴藏。阳化气，阴成形。寒极生热，热极生寒。寒气生浊，热气生清。清气在下，则生飧泄；浊气在上，则生䐜胀。此阴阳反作，病之逆从也。

故清阳为天，浊阴为地；地气上为云，天气下为雨；雨出地气，云出天气。故清阳出上窍，浊阴出下窍；清阳发腠理，浊阴走五藏；清阳实四肢，浊阴归六腑。

壮火之气衰，少火之气壮。壮火食气，气食少火。壮火散气，少火生气。气味，辛甘发散为阳，酸苦涌泄为阴。

天有四时五行，以生长收藏，以生寒暑燥湿风。人有五藏化五气，以生喜怒悲忧恐。故喜怒伤气，寒暑伤形。暴怒伤阴，暴喜伤阳。厥气上行，满脉去形。喜怒不节，寒暑过度，生乃不固。

故曰：天地者，万物之上下也；阴阳者，血气之男女也；左右者，阴阳之道路也；水火者，阴阳之征兆也；阴阳者，万物之能始也。故曰：阴在内，阳之守也；阳在外，阴之使也。

故邪风之至，疾如风雨，故善治者治皮毛，其次治肌肤，其次治筋脉，其次治六府，其次治五藏。治五藏者，半死半生也。故天之邪气，感则害人五藏；水谷之寒热，感则害于六府；地之湿气，感则害皮肉筋脉。

故善用针者，从阴引阳，从阳引阴，以右治左，以左治右，以我知彼，以表知里，以观过与不及之理，见微得过，用之不殆。

善诊者，察色按脉，先别阴阳；审清浊，而知部分；视喘息，听音声，而知所苦；观权衡规矩，而知病所主。按尺寸，观浮沉滑涩，而知病所生。以治无过，以诊则不失矣。

故曰：病之始起也，可刺而已；其盛，可待衰而已。故因其轻而扬之，因其重而减之，因其衰而彰之。形不足者，温之以气；精不足者，补之以味。其高者，因而越之；其下者，引而竭之；中满者，泻之于内。其有邪者，渍形以为汗；其在皮者，汗而发之；其慓悍者，按而收之；其实者，散而泻之。审其阴阳，以别柔刚，阳病治阴，阴病治阳，定其血气，各守其乡，血实宜决之，气虚宜掣引之。

阴阳离合论篇第六

黄帝问曰：余闻天为阳，地为阴，日为阳，月为阴，大小月三百六十日成一岁，人亦应之。今三阴三阳，不应阴阳，其故何也？岐伯对曰：阴阳者，数之可十，推之可百，数之可千，推之可万，万之大不可胜数，然其要一也。

灵兰秘典论篇第八

黄帝问曰：愿闻十二藏之相使，贵贱何如？岐伯对曰：悉乎哉问也，请遂言之。心者，君主之官也，神明出焉。肺者，相傅之官，治节出焉。肝者，将军之官，谋虑出焉。胆者，中正之官，决断出焉。膻中者，臣使之官，喜乐出焉。脾胃者，仓廪之官，五味出焉。大肠者，传道之官，变化出焉。小肠者，受盛之官，化物出焉。肾者，作强之官，伎巧出焉。三焦者，决渎之官，水道出焉。膀胱者，州都之官，津液藏焉，气化则能出矣。

凡此十二官者，不得相失也。故主明则下安，以此养生则寿，没世不殆，以为天下则大昌。主不明则十二官危，使道闭塞而不通，形乃大伤，以此养生则殃，以为天下者，其宗大危，戒之戒之。

六节藏象论篇第九

帝曰：藏象何如？岐伯曰：心者生之本，神之变也；其华在面，其充在血脉，为阳中之太阳，通于夏气。肺者，气之本，魄之处也；其华在毛，其充在皮，为阳中之太阴，通于秋气。肾者主蛰，封藏之本，精之处也；其华在发，其充在骨，为阴中之少阴，通于冬气。肝者，罢极之本，魂之居也；其华在爪，其充在筋，以生血气，其味酸，其色苍，此为阳中之少阳，通于春气。脾、胃、大肠、小肠、三焦、膀胱者，仓廪之本，营之居也，名曰器，能化糟粕，转味而入出者也，其华在唇四白，其充在肌，其味甘，其色黄，此至阴之类，通于土气。凡十一藏，取决于胆也。

五藏生成篇第十

心之合脉也，其荣色也，其主肾也。肺之合皮也，其荣毛也，其主心也。肝之合筋也，其荣爪也，其主肺也。脾之合肉也，其荣唇也，其主肝也。肾之合骨也，其荣发也，其主脾也。

诸脉者皆属于目；诸髓者皆属于脑；诸筋者皆属于节；诸血者皆属于心；诸气者皆属于肺，此四肢八溪之朝夕也。

故人卧血归于肝，肝受血而能视，足受血而能步，掌受血而能握，指受血而能摄。卧出而风吹之，血凝于肤者为痹，凝于脉者为泣，凝于足者为厥。此三者，血行而不得反其空，故为痹厥也。人有大谷十二分，小溪三百五十四名，少十二俞，此皆卫气所留止，邪气之所客也，针石缘而去之。

五藏别论篇第十一

岐伯对曰：脑、髓、骨、脉、胆、女子胞，此六者地气之所生也，皆藏于阴而象于地，故藏而不泻，名曰奇恒之府。夫胃、大肠、小肠、三焦、膀胱，此五者，天气之所生也，其气象天，故泻而不藏，此受五藏浊气，名曰传化之府，此不能久留，输泻者也。魄门亦为五藏使，水谷不得久藏。所谓五藏者，藏精气而不泻也，故满而不能实。六府者，传化物而不藏，故实而不能满也。所以然者，水谷入口，则胃实而肠虚；食下，则肠实而胃虚。故曰实而不满，满而不实也。

帝曰：气口何以独为五藏之主？岐伯说：胃者，水谷之海，六府之大源也。五味入口，藏于胃以养五藏气，气口亦太阴也，是以五藏六府之气味，皆出于胃，变见于气口。故五气入鼻，藏于心肺，心肺有病，而鼻为之不利也。

异法方宜论篇第十二

故东方之域，天地之所始生也。鱼盐之地，海滨傍水，其民食鱼而嗜咸，皆安其处，美其食。鱼者使人热中，盐者胜血，故其民皆黑色疏理。其病皆为痈疡，其治宜砭石。故砭石者，亦从东方来。

西方者金玉之域，沙石之处，天地之所收引也。其民陵居而多风，水土刚强，其民不衣而褐荐，其民华食而脂肥，故邪不能伤其形体，其病生于内，其治宜毒药。故毒药者亦从西方来。

北方者，天地所闭藏之域也。其地高陵居，风寒冰洌，其民乐野处而乳食，藏寒生满病，其治宜灸焫。故灸焫者，亦从北方来。

南方者，天地所长养，阳之所盛处也。其地下，水土弱，雾露之所聚也。其民嗜酸而食胕，故其民皆致理而赤色，其病挛痹，其治宜微针。故九针者，亦从南方来。

中央者，其地平以湿，天地所以生万物也众。其民食杂而不劳，故其病多痿厥寒热，其治宜导引按跻，故导引按跻者，亦从中央出也。

故圣人杂合以治，各得其所宜，故治所以异而病皆愈者，得病之情，知治之大体也。

移精变气论篇第十三

上古使僦贷季理色脉而通神明，合之金木水火土，四时八风六合，不离其常，变化相移，以观其妙，以知其要，欲知其要，则色脉是矣。

汤液醪醴论篇第十四

帝曰：形弊血尽而功不立者何？岐伯曰：神不使也。帝曰：何谓神不使？岐伯曰：针石，道也。精神不进，志意不治，故病不可愈。今精坏神去，营卫不可复收。何者？嗜欲无穷，而忧患不止，精气弛坏，营泣卫除，故神去之而病不愈也。

病为本，工为标，标本不得，邪气不服，此之谓也。

脉要精微论篇第十七

夫精明五色者，气之华也。赤欲如白裹朱，不欲如赭；白欲如鹅羽，不欲如盐；青欲如苍璧之泽，不欲如蓝；黄欲如罗裹雄黄，不欲如黄土；黑欲如重漆色，不欲如地苍。五色精微象见矣，其寿不久也。

夫精明者，所以视万物，别白黑，审短长。以长为短，以白为黑。如是则精衰矣。

五藏者，中之守也，中盛藏满，气盛伤恐者，声如从室中言，是中气之湿也。言而微，终日乃复言者，此夺气也。衣被不敛，言语善恶，不避亲疏者，此神明之乱也。仓廪不藏者，是门户不要也。水泉不止者，是膀胱不藏也。得守者生，失守者死。

夫五藏者，身之强也。头者，精明之府，头倾视深，精神将夺矣。背者，胸中之府，背曲肩随，府将坏矣。腰者，肾之府，转摇不能，肾将惫矣。膝者，筋之府，屈伸不能，行则偻附，筋将惫矣。骨者，髓之府，不能久立，行则振掉，骨将惫矣。得强则生，失强则死。

是故持脉有道，虚静为保。春日浮，如鱼之游在波；夏日在肤，泛泛乎万物有余；秋日下肤，蛰虫将去；冬日在骨，蛰虫周密，君子居室。故曰：知内者按而纪之，知外者终而始之，此六者持脉之大法。

平人气象论篇第十八

黄帝问曰：平人何如？岐伯对曰：人一呼脉再动，一吸脉亦再动，呼吸定息，脉五动，闰以太息，命曰平人。平人者不病也。常以不病调病人，医不病，故为病人平息以调之为法。

胃之大络，名曰虚里，贯膈络肺，出于左乳下，其动应衣，脉宗气也。盛喘数绝者，则在病中，结而横，有积矣。绝不至曰死，乳之下其动应衣，宗气泄也。

人以水谷为本，故人绝水谷则死，脉无胃气亦死。所谓无胃气者，但得真藏脉不得胃气也。所谓脉不得胃气者，肝不弦，肾不石也。

玉机真藏论篇第十九

是故风者，百病之长也。

五藏者，皆禀气于胃，胃者五藏之本也。

黄帝曰：余闻虚实以决死生，愿闻其情？岐伯曰：五实死，五虚死。帝曰：愿闻五实五虚？岐伯曰：脉盛，皮热，腹胀，前后不通，闷瞀，此谓五实。脉细，皮寒，气少，泄利前后，饮食不入，此谓五虚。帝曰：其时有生者何也？岐伯曰：浆粥入胃，泄注止，则虚者活；身汗得后利，则实者活。此其候也。

三部九候论篇第二十

天地之至数，始于一，终于九焉。一者天，二者地，三者人，因而三之，三三者九，以应九野。故人有三部，部有三候，以决死生，以处百病，以调虚实，而除邪疾。

帝曰：何谓三部？岐伯曰：有下部，

有中部，有上部，部各有三候。三候者，有天有地有人也，必指而导之，乃以为真。上部天，两额之动脉；上部地，两颊之动脉；上部人，耳前之动脉。中部天，手太阴也；中部地，手阳明也；中部人，手少阴也。下部天，足厥阴也；下部地，足少阴也；下部人，足太阴也。故下部之天以候肝，地以候肾，人以候脾胃之气。

经脉别论篇第二十一

食气入胃，散精于肝，淫气于筋。食气入胃，浊气归心，淫精于脉。脉气流经，经气归于肺，肺朝百脉，输精于皮毛。毛脉合精，行气于府。府精神明，留于四藏，气归于权衡。权衡以平，气口成寸，以决死生。

饮入于胃，游溢精气，上输于脾。脾气散精，上归于肺，通调水道，下输膀胱。水精四布，五经并行，合于四时五藏阴阳，揆度以为常也。

宣明五气篇第二十三

五味所入：酸入肝，辛入肺，苦入心，咸入肾，甘入脾，是谓五入。

五藏化液：心为汗，肺为涕，肝为泪，脾为涎，肾为唾，是谓五液。

五藏所藏：心藏神，肺藏魄，肝藏魂，脾藏意，肾藏志，是谓五藏所藏。

五藏所主：心主脉，肺主皮，肝主筋，脾主肉，肾主骨，是谓五藏所主。

五劳所伤：久视伤血，久卧伤气，久坐伤肉，久立伤骨，久行伤筋，是谓五劳所伤。

五脉应象：肝脉弦，心脉钩，脾脉代，肺脉毛，肾脉石，是谓五藏之脉。

血气形志篇第二十四

夫人之常数，太阳常多血少气，少阳常少血多气，阳明常多气多血，少阴常少血多气，厥阴常多血少气，太阴常多气少血，此天之常数。

足太阳与少阴为表里，少阳与厥阴为表里，阳明与太阴为表里，是为足阴阳也。手太阳与少阴为表里，少阳与心主为表里，阳明与太阴为表里，是为手之阴阳也。今知手足阴阳所苦，凡治病必先去其血，乃去其所苦，伺之所欲，然后泻有余，补不足。

宝命全形论篇第二十五

天覆地载，万物悉备，莫贵于人。人以天地之气生，四时之法成。

夫人生于地，悬命于天；天地合气，命之曰人。人能应四时者，天地为之父母；知万物者，谓之天子。天有阴阳，人有十二节。天有寒暑，人有虚实。能经天地阴阳之化者，不失四时。

木得金而伐，火得水而灭，土得木而达，金得火而缺，水得土而绝，万物尽然，不可胜竭。故针有悬布天下者五，黔首共余食，莫知之也。一曰治神，二曰知养身，三曰知毒药为真，四曰制砭石小大，五曰知府藏血气之诊。五法俱立，各有所先。

今末世之刺也，虚者实之，满者泄之，此皆众工所共知也。若夫法天则地，随应而动，和之者若响，随之者若影，道无鬼神，独来独往。

岐伯曰：凡刺之真，必先治神，五藏已定，九候已备，后乃存针，众脉不见，众凶弗闻，外内相得，无以形先，可玩往来，乃施于人。人有虚实，五虚勿近，五实勿远，至其当发，间不容瞚。手动若务，针耀而匀，静意视义，观适之变，是谓冥冥，莫知其形，见其乌乌，见其稷稷，从见其飞，不知其谁，伏如横弩，起如发机。

帝曰：何如而虚？何如而实？岐伯曰：刺实者须其虚，刺虚者须其实。经气已至，慎守勿失，深浅在志，远近若一，如临深渊，手如握虎，神无营于众物。

八正神明论篇第二十六

凡刺之法，必候日月星辰，四时八正之气，气定乃刺之。

是以因天时而调血气也。是以天寒无刺，天温无疑；月生无泻，月满无补；月郭空无治。是谓得时而调之。因天之序，盛虚之时，移光定位，正立而待之。

上工救其萌牙，必先见三部九候之气，尽调不败而救之，故曰上工。下工救其已成，救其已败。救其已成者，言不知三部九候之相失，因病而败之也。知其所在者，知诊三部九候之病脉处而治之，故曰守其门户焉。莫知其情，而见邪形也。

岐伯曰：泻必用方，方者，以气方盛也，以月方满也，以日方温也，以身方定也，以息方吸而内针，乃复候其方吸而转针，乃复候其方呼而徐引针，故曰泻必用方，其气乃行焉。补必用员，员者行也，行者移也，刺必中其荣，复以吸排针也。故员与方，非针也。故养神者，必知形之肥瘦，荣卫血气之盛衰。血气者，人之神，不可不谨养。

太阴阳明论篇第二十九

阳者，天气也，主外；阴者，地气也，主内。故阳道实，阴道虚。故犯贼风虚邪者阳受之，食饮不节，起居不时者，阴受之。阳受之则入六腑，阴受之则入五藏。入六府则身热不时卧，上为喘呼；入五藏则䐜满闭塞，下为飧泄，久为肠澼。故喉主天气，咽主地气。故阳受风气，阴受湿气。

故阴气从足上行至头，而下行循臂至指端；阳气从手上行至头，而下行至足。故曰阳病者上行极而下，阴病者下行极而上。故伤于风者上先受之，伤于湿者，下先受之。

帝曰：脾病而四肢不用何也？岐伯曰：四肢皆禀气于胃，而不得至经，必因于脾乃得禀也。今脾病不能为胃行其津液，四肢不得禀水谷气，气日以衰，脉道不利，筋骨肌内，皆无气以生，故不用焉。

帝曰：脾不主时何也？岐伯曰：脾者土也，治中央，常以四时长四藏，各十八日寄治，不得独主于时也。脾藏者常著胃土之精也。土者生万物而法天地，故上下至头足，不得主时也。

帝曰：脾与胃以膜相连耳，而能为之行其津液何也？岐伯曰：足太阴者三阴也，其脉贯胃属脾络嗌，故太阴为之行气于三阴。阳明者表也，五藏六府之海也，亦为之行气于三阳。藏府各因其经而受气于阳明，故为胃行其津液。四肢不得禀水谷气，日以益衰，阴道不利，筋骨肌肉无气以生，故不用焉。

评热病论篇第三十三

邪之所凑，其气必虚；阴虚者阳必凑之，故少气时热而汗出也。

逆调论篇第三十四

阳明者胃脉也，胃者六府之海，其气亦下行。

肾者水藏，主津液，主卧与喘也。

咳论篇第三十八

五藏六腑皆令人咳，非独肺也。

人与天地相参，故五藏各以治时感于寒则受病，微则为咳，甚者为泄为痛。

治藏者治其俞，治腑者治其合，浮肿

者治其经。

举痛论篇第三十九

余知百病生于气也。怒则气上，喜则气缓，悲则气消，恐则气下，寒则气收，炅则气泄，惊则气乱，劳则气耗，思则气结，九气不同，何病之生？岐伯曰：怒则气逆，甚则呕血及飧泄，故气上矣。喜则气和志达，荣卫通利，故气缓矣。悲则心系急，肺布叶举，而上焦不通，荣卫不散，热气在中，故气消矣。恐则精却，却则上焦闭，闭则气还，还则下焦胀，故气不行矣。寒则腠理闭，气不行，故气收矣。炅则腠理开，荣卫通，汗大泄，故气泄。惊则心无所倚，神无所归，虑无所定，故气乱矣。劳则喘息汗出，外内皆越，故气耗矣。思则心有所存，神有所归，正气留而不行，故气结矣。

痹论篇第四十三

黄帝问曰：痹之安生？岐伯对曰：风

寒湿三气杂至，合而为痹也。其风气胜者为行痹，寒气胜者为痛痹，湿气胜者为著痹也。

帝曰：其有五者何也？岐伯曰：以冬遇此者为骨痹，以春遇此者为筋痹，以夏遇此者为脉痹，以至阴遇此者为肌痹，以秋遇此者为皮痹。

帝曰：荣卫之气，亦令人痹乎？岐伯曰：荣者水谷之精气也，和调于五藏，洒陈于六府，乃能入于脉也。故循脉上下，贯五藏，络六府也。卫者，水谷之悍气也，其气慓疾滑利，不能入于脉也。故循皮肤之中，分肉之间，熏于肓膜，散于胸腹。逆其气则病，从其气则愈，不与风寒湿气合，故不为痹。

痿论篇第四十四

黄帝问曰：五藏使人痿何也？

岐伯对曰：肺主身之皮毛，心主身之血脉，肝主身之筋膜，脾主身之肌肉，肾主身之骨髓。故肺热叶焦，则皮毛虚弱，急薄，著则生痿躄也。心气热，则下脉厥而上，上则下脉虚，虚则生脉痿，枢折挈，胫纵而不任地也。肝气热，则胆泄口苦，筋膜干，筋膜干则筋急而挛，发为筋痿。脾气热，则胃干而渴，肌肉不仁，发为肉痿。肾气热，则腰脊不举，骨枯而髓减，发为骨痿。

帝曰：何以得之？岐伯曰：肺者藏之长也，为心之盖也。

帝曰：如夫子言可矣，论言治痿者独取阳明何也？岐伯曰：阳明者，五藏六府之海，主润宗筋，宗筋主束骨而利机关也。冲脉者，经脉之海也，主渗灌溪谷，与阳明合于宗筋，阴阳摠宗筋之会，会于气街，而阳明为之长，皆属于带脉，而络于督脉。故阳明虚则宗筋纵，带脉不引，故足痿不用也。

帝曰：治之奈何？岐伯曰：各补其荥而通其俞，调其虚实，和其逆顺，筋脉骨肉，各以其时受月，则病已矣。

奇病论第四十七

帝曰：有病口甘者，病名为何？何以

得之？岐伯曰：此五气之溢也，名曰脾瘅。夫五味入口，藏于胃，脾为之行其精气，津液在脾，故令人口甘也。此肥美之所发也，此人必数食甘美而多肥也。肥者，令人内热，甘者令人中满，故其气上溢，转为消渴。治之以兰，除陈气也。

帝曰：有病口苦，取阳陵泉。口苦者病名为何？何以得之？岐伯曰：病名曰胆瘅。夫肝者，中之将也，取决于胆，咽为之使。此人者，数谋虑不决，故胆虚气上溢而口为之苦。治之以胆募俞，治在《阴阳十二官相使》中。

刺要论篇第五十

病有浮沉，刺有浅深，各至其理，无过其道。过之则内伤，不及则生外壅，壅则邪从之。浅深不得，反为大贼，内动五藏，后生大病。

刺齐论篇第五十一

黄帝问曰：愿闻刺浅深之分。岐伯对

曰：刺骨者无伤筋，刺筋者无伤肉，刺肉者无伤脉，刺脉者无伤皮，刺皮者无伤肉，刺肉者无伤筋，刺筋者无伤骨。

刺禁论篇第五十二

藏有要害，不可不察。肝生于左，肺藏于右，心部于表，肾治于里，脾为之使，胃为之市。鬲肓之上，中有父母，七节之傍，中有小心，从之有福，逆之有咎。

无刺大醉，令人气乱；无刺大怒，令人气逆；无刺大劳人；无刺新饱人；无刺大饥人；无刺大渴人；无刺大惊人。

刺志论篇第五十三

夫实者，气入也；虚者，气出也。气实者，热也；气虚者，寒也。入实者，左手开针空也；入虚者，左手闭针空也。

针解篇第五十四

黄帝问曰：愿闻九针之解，虚实之道。

岐伯对曰：刺虚则实之者，针下热也，气实乃热也。满而泄之者，针下寒也，气虚乃寒也。菀陈则除之者，出恶血也。邪胜则虚之者，出针勿按。徐而疾则实者，徐出针而疾按之。疾而徐则虚者，疾出针而徐按之。言实与虚者，寒温气多少也。若无若有者，疾不可知也。察后与先者，知病先后也。为虚与实者，工勿失其法。若得若失者，离其法也。虚实之要，九针最妙者，为其各有所宜也。补泻之时（以针为之）者（补泻之实者），与气开阖相合也。九针之名，各不同形者，针穷其所当补泻也。

刺实须其虚者，留针阴气隆至，乃去针也。刺虚须其实者，阳气隆至，针下热乃去针也。经气已至，慎守勿失者，勿变更也。深浅在志者，知病之内外也。近远如一者，深浅其候等也。如临深渊者，不敢堕也。手如握虎者，欲其壮也。神无营于众物者，静志观病人，无左右视也。义无邪下者，欲端以正也。必正其神者，欲瞻病人目制其神，令气易行也。

皮部论篇第五十六

欲知皮部以经脉为纪者，诸经皆然。

阳明之阳，名曰害蜚，上下同法。视其部中有浮络者，皆阳明之络也。其色多青则痛，多黑则痹，黄赤则热，多白则寒，五色皆见，则寒热也。络盛则入客于经，阳主外，阴主内。

少阳之阳，名曰枢持，上下同法。视其部中有浮络者，皆少阳之络也。络盛则入客于经，故在阳者主内，在阴者主出，以渗于内，诸经皆然。

太阳之阳，名曰关枢，上下同法。视其部中有浮络者，皆太阳之络也。络盛则入客于经。

少阴之阴，名曰枢儒，上下同法。视其部中有浮络者，皆少阴之络也。络盛则入客于经，其入经也，从阳部注于经，其出者，从阴内注于骨。

心主之阴，名曰害肩，上下同法。视其部中有浮络者，皆心主之络也。络盛则入客于经。

太阴之阴，名曰关蛰，上下同法。视其部中有浮络者，皆太阴之络也。络盛则入客于经。凡十二经络脉者，皮之部也。

皮者，脉之部也。邪客于皮，则腠理开，开则邪入客于络脉，络脉满，则注于经脉，经脉满，则入舍于府藏也。故皮者有分部，不与而生大病也。

调经论篇第六十二

夫心藏神，肺藏气，肝藏血，脾藏肉，肾藏志，而此成形。志意通，内连骨髓而成身形五藏。五藏之道，皆出于经隧，以行血气。血气不和，百病乃变化而生，是故守经隧焉。

神有余则笑不休，神不足则悲。血气未并，五藏安定，邪客于形，洒淅起于毫毛，未入于经络也，故命曰神之微。帝曰：补泻奈何？岐伯曰：神有余，则泻其小络之血出血，勿之深斥，无中其大经，神气乃平。神不足者，视其虚络，按而致之，刺而利之，无出其血，无泄其气，以通其经，神气乃平。帝曰：刺微奈何？岐伯曰：

按摩勿释，著针勿斥，移气于不足，神气乃得复。

缪刺论第六十三

夫邪客大络者，左注右，右注左，上下左右与经相干，而布于四末，其气无常处，不入于经俞，命曰缪刺。

帝曰：愿闻缪刺，以左取右，以右取左奈何？其与巨刺何以别之？岐伯曰：邪客于经，左盛则右病，右盛则左病，亦有移易者，左痛未已而右脉先病，如此者，必巨刺之，必中其经，非络脉也。故络病者，其痛与经脉缪处，故命曰缪刺。

天元纪大论篇第六十六

天有五行御五位，以生寒暑燥湿风。人有五藏化五气，以生喜怒思忧恐。

夫五运阴阳者，天地之道也，万物之纲纪，变化之父母，生杀之本始，神明之府也，可不通乎！故物生谓之化，物极谓之变；阴阳不测谓之神；神用无方，谓之圣。

然天地者，万物之上下也。左右者，阴阳之道路也。水火者，阴阳之征兆也。金木者，生长之终始也。气有多少，形有盛衰，上下相召，而损益彰矣。

五运行大论篇第六十七

夫阴阳者，数之可十，推之可百，数之可千，推之可万。天地阴阳者，不以数推，以象之谓也。

六微旨大论篇第六十八

出入废，则神机化灭；升降息，则气立孤危。故非出入，则无以生、长、壮、老、已；非升降，则无以生、长、化、收、藏。是以升降出入，无器不有。故器者，生化之宇，器散则分之，生化息矣。故无不出入，无不升降。化有小大，期有近远。四者之有，而贵常守，反常则灾害至矣。

至真要大论篇第七十四

气之上下何谓也？岐伯曰：身半以上，其气三矣，天之分也，天气主之。身半以下，其气三矣，地之分也，地气主之。以名命气，以气命处，而言其病。半，所谓天枢也。故上胜而下俱病者，以地名之；下胜而上俱病者，以天名之。所谓胜至，报气屈伏而未发也。复至则不以天地异名，皆如复气为法也。

诸风掉眩，皆属于肝；诸寒收引，皆属于肾；诸气膹郁，皆属于肺；诸湿肿满，皆属于脾；诸热瞀瘛，皆属于火；诸痛痒疮，皆属于心；诸厥固泄，皆属于下；诸痿喘呕，皆属于上；诸禁鼓栗，如丧神守，皆属于火；诸痉项强，皆属于湿；诸逆冲上，皆属于火；诸胀腹大，皆属于热；诸燥狂越，皆属于火；诸暴强直，皆属于风；诸病有声，鼓之如鼓，皆属于热；诸病胕肿，痛酸惊骇，皆属于火；诸转反戾，水液浑浊，皆属于热；诸病水液，澄澈清冷，皆属于寒；诸呕吐酸，暴注下迫，皆属于热。

故大要曰：谨守病机，各司其属，有者求之，无者求之，盛者责之，虚者责之，必先五胜，疏其血气，令其调达，而致和平。此之谓也。

寒者热之，热者寒之，微者逆之，甚者从之，坚者削之，客者除之，劳者温之，结者散之，留者攻之，燥者濡之，急者缓之，散者收之，损者温之，逸者行之，惊者平之，上之下之，摩之浴之，薄之劫之，开之发之，适事为故。

帝曰：何谓逆从？岐伯曰：逆者正治，从者反治，从少从多，观其事也。

帝曰：反治何谓？岐伯曰：热因寒用，寒因热用，塞因塞用，通因通用，必伏其所主，而先其所因，其始则同，其终则异，可使破积，可使溃坚，可使气和，可使必已。

疏五过论篇第七十七

凡未诊病者，必问尝贵后贱，虽不中邪，病从内生，名曰脱营。尝富后贫，名曰失精，五气留连，病有所并。

圣人之治病也，必知天地阴阳，四时经纪，五藏六府，雌雄表里。刺灸砭石，毒药所主，从容人事，以明经道，贵贱贫富，各异品理，问年少长，勇惧之理，审于分部，知病本始，八正九候，诊必副矣。

黄帝八十一难经（选）

十四难

治损之法奈何？

然：损其肺者，益其气；损其心者，调其荣卫；损其脾者，调其饮食，适其寒温；损其肝者，缓其中；损其肾者，益其精。此治损之法也。

二十七难

曰：脉有奇经八脉者，不拘于十二经，何也？

然：有阳维，有阴维，有阳跻，有阴跻，有冲，有督，有任，有带之脉。凡此八脉者，皆不拘于经，故曰奇经八脉也。

经有十二，络有十五，凡二十七气，相随上下，何独不拘于经也？

然：圣人图设沟渠，通利水道，以备不然。天雨降下，沟渠溢满，当此之时，雾霈妄作，圣人不能复图也。此络脉满溢，诸经不能复拘也。

二十八难

曰：其奇经八脉者，既不拘于十二经，皆何起何继也？

然：督脉者，起于下极之俞，并于脊里，上至风府，入属于脑。

任脉者，起于中极之下，以上毛际，循腹里，上关元，至喉咽。

冲脉者，起于气冲，并足阳明之经，夹脐上行，至胸中而散也。

带脉者，起于季胁，回身一周。

阳跻脉者，起于跟中，循外踝，上行入风池。

阴跻脉者，亦起于跟中，循内踝，上行至咽喉，交贯冲脉。

阳维、阴维者，维络于身，溢畜不能

环流灌溉诸经者也，故阳维起于诸阳会也，阴维起于诸阴交也。

比于圣人，图设沟渠，沟渠满溢，流于深湖，故圣人不能拘通也。而人脉隆盛，入于八脉而不环周，故十二经亦不能拘之。其受邪气，畜则肿热，砭射之也。

二十九难

曰：奇经之为病，何如？

然：阳维维于阳，阴维维于阴，阴阳不能自相维，则怅然失志，溶溶不能自收持。阳维为病苦寒热，阴维为病苦心痛。

阴跻为病，阳缓而阴急。

阳跻为病，阴缓而阳急。

冲之为病，逆气而里急。

督之为病，脊强而厥。

任之为病，其内苦结，男子为七疝，女子为瘕聚。

带之为病，腹满，腰溶溶若坐水中。

此奇经八脉之为病也。

四十五难

曰：经言八会者，何也？

然：府会太仓，藏会季胁，筋会阳陵泉，髓会绝骨，血会膈俞，骨会大杼，脉会太渊，气会三焦外一筋直两乳内也。热病在内者，取其会之气穴也。

六十四难

曰：《十变》又言，阴井木，阳井金；阴荥火，阳荥水；阴俞土，阳俞木；阴经金，阳经火；阴合水，阳合土。阴阳皆不同其意，何也？

然：是刚柔之事也。阴井乙木，阳井庚金。阳井庚，庚者，乙之刚也；阴井乙，乙者，庚之柔也。乙为木，故言阴井木也；庚为金，故言阳井金也。余皆仿此。

六十六难

曰：经言肺之原，出于太渊；心之原，

出于大陵；肝之原，出于太冲；脾之原，出于太白；肾之原，出于太溪；少阴之原，出于兑骨；胆之原，出于丘墟；胃之原，出于冲阳；三焦之原，出于阳池；膀胱之原，出于京骨；大肠之原，出于合谷；小肠之原，出于腕骨。十二经皆以俞为原者，何也？

然：五藏俞者，三焦之所行，气之所留止也。

三焦所行之俞为原者，何也？

然：脐下肾间动气者，人之生命也，十二经之根本也，故名曰原。三焦者，原气之别使也，主通行三气，经历于五藏六府。原者，三焦之尊号也，故所止辄为原。五藏六府之有病者，取其原也。

七十六难

曰：何谓补泻？当补之时，何所取气，当泻之时，何所置气？

然：当补之时，从卫取气；当泻之时，从荣置气。其阳气不足，阴气有余，当先补其阳，而后泻其阴；阴气不足，阳气有余，当先补其阴，而后泻其阳。荣卫通行，此其要也。

七十七难

曰：经言上工治未病，中工治已病者，何谓也？

然：所谓治未病者，见肝之病，则知肝当传之与脾，故先实其脾气，无令得受肝之邪，故曰治未病焉。中工治已病者，见肝之病，不晓相传，但一心治肝，故曰治已病也。

七十八难

曰：针有补泻，何谓也？

然：补泻之法，非必呼吸出内针也。知为针者，信其左；不知为针者，信其右。当刺之时，必先以左手压按所针荥俞之处，弹而努之，爪而下之，其气之来，如动脉之状，顺针而刺之。得气，因推而内之，是谓补；动而伸之，是谓泻。不得气乃与，男外女内；不得气，是谓十死不治也。

针灸大成（选）

针法歌

先说平针法，含针口内温；按揉令气散，掐穴故教深；持针安穴上，令他嗽一声，随嗽归天部，停针再至人，再停归地部，待气候针沉，气若不来至，指甲切其经，次提针向病，针退天地人。

补必随经刺，令他吹气频，随吹随左转，逐归天地人，待气停针久，三弹更熨温，出针口吸气，急急闭其门。泻欲迎经取，吸则纳其针，吸时须右转，依次进天人，转针仍复吸，依法要停针，出针吹口气，摇动大其门。

诸家得失策

夫何喜怒哀乐心思嗜欲之汨于中，寒暑风雨温凉燥湿之侵于外，于是有疾在腠理者焉，有疾在血脉者焉，有疾在肠胃者焉。然而疾在肠胃，非药饵不能以济；在血脉，非针刺不能以及；在腠理，非熨焫不能以达，是针灸药者，医家之不可缺一者也。

头不多灸策

自今观之，如灸风而取诸风池、百会，灸劳而取诸膏肓、百劳，灸气而取诸气海，灸水而取诸水分，欲去腹中之病则灸三里，欲治头目之疾则灸合谷，欲愈腰腿则取环跳、风市，欲拯手臂，则取肩髃、曲池。其他病以人殊，治以疾异，所以得之心而应之手者，罔不昭然有经络在焉。

然则善灸者奈何？静养以虚此心，观变以运此心，旁求博采以扩此心，使吾心与造化相通，而于病之隐显，昭然无遁情焉。则由是而求孔穴之开合，由是而察气候之疾徐，由是而明呼吸补泻之宜，由是而达迎随出入之机，由是而酌从卫取气，从荣置气之要，不将从手应心，得鱼兔而忘筌蹄也哉！

穴有奇正策

法者，针灸所立之规；而数也者，所以纪其法，以运用于不穷者也。穴者，针灸所定之方；而奇也者，所以翊夫正以旁通于不测者也。数法肇于圣人，固精蕴之所寓；而定穴兼夫奇正，尤智巧之所存。善业医者，果能因法以详其数，缘正以通其奇，而于圣神心学之要，所以默蕴于数法奇正之中者，又皆神而明之焉，尚何术之有不精，而不足以康济斯民也哉？

故善业医者，苟能旁通其数法之原，冥会其奇正之奥，时可以针而针，时可以灸而灸，时可以补而补，时可以泻而泻，或针灸可并举，则并举之，或补泻可并行，则并行之，治法因乎人，不因乎数，变通随乎症，不随乎法，定穴主乎心，不主乎奇正之陈迹。

三衢杨氏补泻

一爪切者：凡下针，用左手大指爪甲重切其针之穴，令气血宣散，然后下针，不伤于荣卫也。

取穴先将爪切深，须教毋外慕其心，致令荣卫无伤碍，医者方堪入妙针。

二指持者：凡下针，以右手持针，于穴上着力旋插，直至腠理，吸气三口，提于天部，依前口气，徐徐而用。正谓持针者手如握虎，势若擒龙，心无他慕，若待贵人之说也。

持针之士要心雄，势如握虎与擒龙，欲识机关三部奥，须将此理再推穷。

三口温者：凡下针，入口中必须温热，方可与刺，使血气调和，冷热不相争斗也。

温针一理最为良，口内调和纳穴场，毋令冷热相争搏，荣卫宣通始得祥。

四进针者：凡下针，要病人神气定，息数匀，医者亦如之，切不可太忙。又须审穴在何部分，如在阳部，必取筋骨之间陷下为真；如在阴分，郄腘之内，动脉相应，以爪重切经络，少待方可下手。

进针理法取关机，失经失穴岂堪施，阳经取陷阴经脉，三思已定再思之。

五指循者：凡下针，若气不至，用指于所属部分经络之路，上下左右循之，使气血往来，上下均匀，针下自然气至沉紧，得气即泻之故也。

循其部分理何明，只为针头不紧沉，推则行之引则止，调和血气两来临。

六爪摄者：凡下针，如针下邪气滞涩不行者，随经络上下，用大指爪甲切之，其气自通行也。

摄法应知气滞经，须令爪切勿交轻，上下通行随经络，故教学者要穷精。

七针退者：凡退针，必在六阴之数，分明三部之用，斟酌不可不诚心着意，混乱差讹，以泻为补，以补为泻，欲退之际，一部一部以针缓缓而退也。

退针手法理谁知，三才诀内总玄机，一部六阴三气吸，须臾疾病愈如飞。

八指搓者：凡转针如搓线之状，勿转太紧，随其气而用之。若转太紧，令人肉缠针，则有大痛之患。若气滞涩，即以第六摄法切之，方可施也。

搓针泄气最为奇，气至针缠莫急移，浑如搓线攸攸转，急转缠针肉不离。

九指捻者：凡下针之际，治上大指向外捻，治下大指向内捻。外捻者，令气向上而治病；内捻者，令气至下而治病。如出至人部，内捻者为之补，转针头向病所，令取真气以至病所。如出至人部，外捻者为之泻，转针头向病所，令夹邪气退至针下出也。此乃针中之秘旨也。

捻针指法不相同，一般在手两般穷，内外转移行上下，邪气逢之疾岂容。

十指留者：如出针至于天部之际，须在皮肤之间留一豆许，少时方出针也。

留针取气候沉浮，出容一豆入容侔，致令荣卫纵横散，巧妙玄机在指头。

十一针摇者：凡出针三部，欲泻之际，每一部摇一次，计六摇而已。以指捻针，如扶人头摇之状，庶使孔穴开大也。

摇针三部六摇之，依次推排指上施，孔穴大开无窒碍，致令邪气出如飞。

十二指拔者：凡持针欲出之时，待针

下气缓不沉紧，便觉轻滑，用指捻针，如拔虎尾之状也。

拔针一法最为良，浮沉涩滑任推详，势犹取虎身中尾，此诀谁知蕴锦囊。

总歌曰：针法玄机口诀多，手法虽多亦不过，切穴持针温口内，进针循摄退针搓，指捻泻气针留豆，摇令穴大拔如梭，医师穴法叮咛说，记此便为十二歌。

针灸歌赋选

百症赋

百症腧穴，再三用心。囟会连于玉枕，头风疗以金针。悬颅、颔厌之中，偏头痛止；强间、丰隆之际，头痛难禁。

原夫面肿虚浮，须仗水沟、前顶；耳聋气闭，全凭听会、翳风。面上虫行有验，迎香可取；耳中蝉噪有声，听会堪攻。

目眩兮，支正、飞扬；目黄兮，阳纲、胆俞。攀睛攻少泽、肝俞之所，泪出刺临泣、头维之处。目中漠漠，即寻攒竹、三间；目觉䀮䀮，急取养老、天柱。观其雀目肝气，睛明、行间而细推；审他项强伤寒，温溜、期门而主之。廉泉、中冲，舌下肿疼堪取；天府、合谷，鼻中衄血宜追。耳门、丝竹空，住牙疼于顷刻；颊车、地仓穴，正口㖞于片时。喉痛兮，液门、鱼际去疗；转筋兮，金门、丘墟来医。阳谷、侠溪，颔肿口噤并治；少商、曲泽，血虚口渴同施。通天去鼻内无闻之苦，复溜祛舌干口燥之悲。哑门、关冲，舌缓不语而要紧；天鼎、间使，失音嗫嚅而休迟。太冲泻唇喎以速愈，承浆泻牙疼而即移。项强多恶风，束骨相连于天柱；热病汗不出，大都更接于经渠。

且如两臂顽麻，少海就傍于三里；半身不遂，阳陵远达于曲池。建里、内关，扫尽胸中之苦闷；听宫、脾俞，祛残心下之悲凄。

久知胁肋疼痛，气户、华盖有灵；腹内肠鸣，下脘、陷谷能平。胸胁支满何疗，章门、不容细寻。膈疼饮蓄难禁，膻中、巨阙便针。胸满更加噎塞，中府、意舍所行；胸膈停留瘀血，肾俞、巨髎宜征。胸满项强，神藏、璇玑已试；背连腰痛，白环、委中曾经。脊强兮水道、筋缩，目瞤兮颧髎、大迎。痓病非颅息而不愈，脐风须然谷而易醒。委阳、天池，腋肿针而速散；后溪、环跳，腿疼刺而即轻。梦魇不宁，厉兑相谐于隐白；发狂奔走，上脘同起于神门。惊悸怔忡，取阴交、解溪勿误；反张悲哭，仗天冲、大横须精。癫疾必身柱、本神之令，发热仗少冲、曲池之津。岁热时行，陶道复求肺俞理；风痫常发，神道须还心俞宁。湿寒湿热下髎定，厥寒厥热涌泉清。寒栗恶寒，二间疏通阴郄暗；烦心呕吐，幽门开彻玉堂明。行间、涌泉，主消渴之肾竭；阴陵、水分，去水肿之脐盈。痨瘵传尸，趋魄户、膏肓之路；中邪霍乱，寻阴谷、三里之程。治疸消黄，谐后溪、劳宫而看；倦言嗜卧，往通里、大钟而明。咳嗽连声，肺俞须迎天突穴；小便赤涩，兑端独泻太阳经。刺长强于承山，善主肠风新下血；针三阴于气海，专司白浊久遗精。

且如肓俞、横骨，泻五淋之久积；阴郄、后溪，治盗汗之多出。脾虚谷以不消，脾俞、膀胱俞觅；胃冷食而难化，魂门、胃俞堪责。鼻痔必取龈交，瘿气须求浮白。大敦、照海，患寒疝而善蠲；五里、臂臑，生疬疮而能治。至阴、屋翳，疗痒疾之疼多；肩髃、阳溪，消瘾风之热极。

抑又论妇人经事改常，自有地机、血海；女子少气漏血，不无交信、合阳。带下产崩，冲门、气冲宜审；月潮违限，天枢、水泉细详。肩井乳痈而极效，商丘痔瘤而最良。脱肛趋百会、尾翠之所，无子搜阴交、石关之乡。中脘主乎积痢，外丘收乎大肠。寒疟兮商阳、太溪验，痃癖兮冲门、血海强。

夫医乃人之司命，非志士而莫为；针乃理之渊微，须至人之指教。先究其病源，后攻其穴道，随手见功，应针取效。方知玄里之玄，始达妙中之妙。此篇不尽，略举其要。

标幽赋

拯救之法，妙用者针。察岁时于天道，定形气于予心。春夏瘦而刺浅，秋冬肥而刺深。不穷经络阴阳，多逢刺禁；既论藏府虚实，须向经寻。

原夫起自中焦，水初下漏。太阴为始，至厥阴而方终；穴出云门，抵期门而最后。正经十二，别络走三百余支；正侧仰伏，气血有六百余候。手足三阳，手走头而头走足；手足三阴，足走腹而胸走手。要识迎随，须明逆顺；况夫阴阳，气血多少为最，厥阴、太阳，少气多血；太阴、少阴，少血多气；而又气多血少者，少阳之分；气盛血多者，阳明之位。先详多少之宜，次察应至之气。轻滑慢而未来，沉涩紧而已至。既至也，量寒热而留疾；未至也，据虚实而候气。气之至也，如鱼吞钩饵之浮沉；气未至也，如闲处幽堂之深邃。气速至而效速，气迟至而不治。

观夫九针之法，毫针最微，七星上应，众穴主持。本形金也，有蠲邪扶正之道；短长水也，有决凝开滞之机；定刺象木，或斜或正；口藏比火，进阳补羸。循机扪而可塞以象土，实应五行而可知。然是三寸六分，包含妙理；虽细桢于毫发，同贯多歧。可平五藏之寒热，能调六府之虚实。拘挛闭塞，遣八邪而去矣；寒热痹痛，开四关而已之。

凡刺者，使本神朝而后入；既刺也，使本神定而气随。神不朝而勿刺，神已定而可施。定脚处，取气血为主意，下手处，认水木是根基。天地人三才也，涌泉同璇玑、百会；上中下三部也，大包与天枢、地机。阳跻、阳维并督带，主肩背腰腿在表之病；阴跻阴维任冲脉，去心腹胁肋在里之疑。二陵二跷二交，似续而交五大；两间两商两井，相依而别两支。大抵取穴之法，必有分寸，先审自意，次观肉分；或伸屈而得之，或平直而安定。在阳部筋骨之侧，陷下为真；在阴分郄腘之间，动脉相应。取五穴用一穴而必端；取三经用一经而可正。头部与肩部详分，督脉与任脉易定。明标与本，论刺深刺浅之经；住痛移疼，取相交相贯之径。

岂不闻藏府病，而求门、海、俞、募之微；经络滞，而求原、别、交、会之道。更穷四根、三结，依标本而刺无不痊；但用八法、五门，分主客而针无不效。八脉始终连八会，本是纪纲；十二经络十二原，是为枢要。一日取六十六穴之法，方见幽微；一时取一十二经之原，始知要妙。

原夫补泻之法，非呼吸而在手指；速效之功，要交正而识本经。交经缪刺，左有病而右畔取；泻络远针，头有病而脚上针。巨刺与缪刺各异，微针与妙刺相通。观部分而知经络之虚实，视沉浮而辨藏府之寒温。且夫先令针耀，而虑针损，次藏口内，而欲针温。目无外视，手如握虎；心无内慕，如待贵人。左手重而多按，欲令气散；右手轻而徐入，不痛之因。空心恐怯，直立侧而多晕；背目沉掐，坐卧平而没昏。推于十干、十变，知孔穴之开阖；论其五行、五藏，察日时之旺衰。伏如横弩，应若发机。阴交、阳别而定血晕；阴跻、阳维而下胎衣。痹厥偏枯，迎随俾经络接续；漏崩带下，温补使气血依归，静以久留，停针待之。

必准者，取照海治喉中之闭塞；端的处，用大钟治心内之呆痴。大抵疼痛实泻，痒麻虚补。体重节痛而俞居，心下痞满而井主。心胀咽痛，针太冲而必除；脾冷胃疼，泻公孙而立愈。胸满腹痛刺内关，胁疼肋痛针飞虎。筋挛骨痛而补魂门；体热劳嗽而泻魄户。头风头痛，刺申脉与金门；眼痒眼疼，泻光明于地五。泻阴郄止盗汗，治小儿骨蒸；刺偏历利小便，医大人水蛊。中风环跳而宜刺，虚损天枢而可取。

由是午前卯后，太阴生而疾温；离左酉南，月朔死而速冷，循扪弹努，留吸母而坚长；爪下伸提，疾呼子而嘘短。动退空歇，迎夺右而泻凉；推内进搓，随济左而补暖。

慎之！大患危疾，色脉不顺而莫针；

寒热风阴，饥饱醉劳而切忌。望不补而晦不泻，弦不夺而朔不济。精其心而穷其法，无灸艾而坏其皮；正其理而求其原，免投针而失其位。避灸处而加四肢，四十有九；禁刺处而除六腧，二十有二。

抑又闻高皇抱疾未瘥，李氏刺巨阙而后苏；太子暴死为厥，越人针维会而复醒。肩井、曲池，甄权刺臂痛而复射；悬钟、环跳，华佗刺躄足而立行。秋夫针腰俞而鬼免沉疴，王纂针交俞而妖精立出。取肝俞与命门，使瞽士视秋毫之末；刺少阳与交别，俾聋夫听夏蚋之声。

嗟夫！去圣逾远，此道渐坠。或不得意而散其学，或愆其能而犯禁忌。愚庸智浅，难契于玄言；至道渊深，得之者有几？偶述斯言，不敢示诸明达者焉，庶几乎童蒙之心启。

席弘赋

凡欲行针须审穴，要明补泻迎随诀。
胸背左右不相同，呼吸阴阳男女别。
气刺两乳求太渊，未应之时泻列缺。

列缺头痛及偏正，重泻太渊无不应。
耳聋气痞听会针，迎香穴泻功如神。
谁知天突治喉风，虚喘须寻三里中。
手连肩脊痛难忍，合谷针时要太冲。
曲池两手不如意，合谷下针宜仔细。
心疼手颤少海间，若要除根觅阴市。
但患伤寒两耳聋，金门听会疾如风。
五般肘痛寻尺泽，太渊针后却收功。
手足上下针三里，食癖气块凭此取。
鸠尾能治五般痫，若下涌泉人不死。
胃中有积刺璇玑，三里功多人不知。
阴陵泉治心胸满，针到承山饮食思。
大杼若连长强寻，小肠气痛即行针。
委中专治腰间痛，脚膝肿时寻至阴。
气滞腰疼不能立，横骨大都宜救急。
气海专能治五淋，更针三里随呼吸。
期门穴主伤寒患，六日过经犹未汗。
但向乳根二肋间，又治妇人生产难。
耳内蝉鸣腰欲折，膝下明存三里穴。
若能补泻五会间，且莫向人容易说。
睛明治眼未效时，合谷光明安可缺。
人中治癫功最高，十三鬼穴不须饶。
水肿水分兼气海，皮内随针气自消。

冷嗽先宜补合谷，却须针泻三阴交。
牙疼腰痛并咽痹，二间阳溪疾怎逃。
更有三间肾俞妙，善除肩背浮风劳。
若针肩井须三里，不刺之时气未调。
最是阳陵泉一穴，膝间疼痛用针烧。
委中腰痛脚挛急，取得其经血自调。
脚痛膝肿针三里，悬钟二陵三阴交。
更向太冲须引气，指头麻木自轻飘。
转筋目眩针鱼腹，承山昆仑立便消。
肚疼须是公孙妙，内关相应必然瘳。
冷风冷痹疾难愈，环跳腰间针与烧。
风府风池寻得到，伤寒百病一时消。
阳明二日寻风府，呕吐还须上脘疗。
妇人心痛心俞穴，男子痃癖三里高。
小便不禁关元好，大便闭涩大敦烧。
髋骨腿疼三里泻，复溜气滞便离腰。
从来风府最难针，却用工夫度浅深。
倘若膀胱气未散，更宜三里穴中寻。
若是七疝小腹痛，照海阴交曲泉针。
又不应时求气海，关元同泻效如神。
小肠气撮痛连脐，速泻阴交莫在迟。
良久涌泉针取气，此中玄妙少人知。
小儿脱肛患多时，先灸百会次鸠尾。

久患伤寒肩背痛，但针中渚得其宜。
肩上痛连脐不休，手中三里便须求。
下针麻重即须泻，得气之时不用留。
腰连胯痛急必大，便于三里攻其隘。
下针一泻三补之，气上攻噎只管在。
噎不住时气海灸，定泻一时立便瘥。
补自卯南转针高，泻从卯北莫辞劳。
逼针泻气令须吸，若补随呼气自调。
左右捻针寻子午，抽针行气自迢迢。
用针补泻分明说，更用搜穷本与标。
咽喉最急先百会，太冲照海及阴交。
学者潜心更熟读，席弘治病名最高。

金针赋

观夫针道，捷法最奇，须要明于补泻，方可起于倾危。先分病之上下，次定穴之高低。头有病而足取之，左有病而右取之。男子之气，早在上而晚在下，取之必明其理；女子之气，早在下而晚在上，用之必识其时。午前为早属阳，午后为晚属阴，男女上下，凭腰分之。手足三阳，手走头而头走足；手足三阴，足走腹而胸走手，阴升阳降，出入之机。逆之者为泻为迎，顺之者为补为随。春夏刺浅者以瘦，秋冬刺深者以肥。更观元气厚薄，浅深之刺犹宜。

原夫补泻之法，妙在呼吸手指。男子者，大指进前左转，呼之为补，退后右转，吸之为泻，提针为热，插针为寒；女子者，大指退后右转，吸之为补，进前左转，呼之为泻，插针为热，提针为寒。左与右各异，胸与背不同，午前者如此，午后者反之。是故爪而切之，下针之法；摇而退之，出针之法；动而进之，催气之法；循而摄之，行气之法。搓而去病，弹则补虚，肚腹盘旋，扪为穴闭。重沉豆许曰按，轻浮豆许曰提。一十四法，针要所备。补者一退三飞，真气自归；泻者一飞三退，邪气自避。补则补其不足，泻则泻其有余。有余者为肿为痛曰实，不足者为痒为麻曰虚。气速效速，气迟效迟。死生贵贱，针下皆知，贱者硬而贵者脆，生者涩而死者虚，候之不至，必死无疑。

且夫下针之先，须爪按重而切之，次令咳嗽一声，随咳下针。凡补者呼气，初针刺至皮内，乃曰天才；少停进针，刺入肉内，是曰人才；又停进针，刺至筋骨之间，名曰地才，此为极处，就当补之，再停良久，却须退针至人之分，待气沉紧，倒针朝病，进退往来，飞经走气，尽在其中矣。凡泻者吸气，初针至天，少停进针，直至于地，得气泻之，再停良久，即须退针，复至于人，待气沉紧，倒针朝病，法同前矣。其或晕针者，神气虚也，以针补之，口鼻气回，热汤与之，略停少顷，依前再施。

及夫调气之法，下针至地之后，复人之分。欲气上行，将针右捻；欲气下行，将针左捻；欲补先呼后吸，欲泻先吸后呼。气不至者，以手循摄，以爪切掐，以针摇动，进捻搓弹，直待气至。以龙虎升腾之法，按之在前，使气在后，按之在后，使气在前。运气走至疼痛之所，以纳气之法，扶针直插，复向下纳，使气不回。若关节阻涩，气不过者，以龙虎龟凤通经接气，大段之法，驱而运之，仍以循摄爪切，无不应矣，此通仙之妙。

况夫出针之法，病势既退，针气微松，

病未退者，针气如根，推之不动，转之不移，此为邪气吸拔其针，乃真气未至，不可出之，出之者其病即复，再须补泻，停以待之，直候微松，方可出针豆许，摇而停之。补者吸之去疾，其穴急扪；泻者呼之去除，其穴不闭。欲令腠密，然后调气，故曰：下针贵迟，太急伤血；出针贵缓，太急伤气。已上总要，于斯尽矣。

考夫治病，其法有八：一曰烧山火，治顽麻冷痹，先浅后深，用九阳而三进三退，慢提紧按，热至，紧闭插针，除寒之有准。二曰透天凉，治肌热骨蒸，先深后浅，用六阴而三出三入，紧提慢按，徐徐举针，退热之可凭，皆细细搓之，去病准绳。三曰阳中隐阴，先寒后热，浅而深，以九六之法，则先补后泻也。四曰阴中隐阳，先热后寒，深而浅。以六九之方，则先泻后补也。补者直须热至，泻者务待寒侵，犹如搓线，慢慢转针，盖法在浅则用浅，法在深则用深，二者不可兼而紊之也。五曰子午捣臼，水蛊膈气，落穴之后，调气均匀，针行上下，九入六出，左右转之，十遭自平。六曰进气之诀，腰背肘膝痛，浑身走注疼，刺九分，行九补，卧针五七吸，待气上行。亦可龙虎交战，左捻九而右捻六，是亦住痛之针。七曰留气之诀，痃癖癥瘕，刺七分，用纯阳，然后乃直插针，气来深刺，提针再停。八曰抽添之诀，瘫痪疮癞，取其要穴，使九阳得气，提按搜寻，大要运气周遍，扶针直插，复向下纳，回阳倒阴，指下玄微，胸中活法，一有未应，反复再施。

若夫过关过节，催运气，以飞经走气，其法有四：一曰青龙摆尾，如扶船舵，不进不退，一左一右，慢慢拨动。二曰白虎摇头，似手摇铃，退方进圆，兼之左右，摇而振之。三曰苍龟探穴，如入土之象，一退三进，钻剔四方。四曰赤凤迎源，展翅之仪，入针至地，提针至天，候针自摇，复进其原，上下左右，四围飞旋，病在上吸而退之，病在下呼而进之。

至夫久患偏枯，通经接气之法，已有定息寸数。手足三阳，上九而下十四，过经四寸；手足三阴，上七而下十二，过经五寸。在乎摇动出纳，呼吸同法，驱运气血，顷刻周流，上下通接，可使寒者暖而热者凉，痛者止而胀者消。若开渠之决水，立时见功，何倾危之不起哉？虽曰病有三因，皆从气血，针分八法，不离阴阳。盖经脉昼夜之循环，呼吸往来之不息，和则身体康健，否则疾病而生。譬如天下，国家地方，山海田园，江河溪谷，值岁时风雨均调，则水道疏利，民安物阜。其或一方一所，风雨不均，遭以旱涝，使水道涌竭不同，灾伤遂至。人之气血，受病三因，亦犹方所之干旱涝也。盖针砭所以通经脉，均气血，蠲邪扶正，故曰捷法最奇者哉。

嗟夫！轩岐古远，卢扁久亡。此道幽深，非一言而可尽；斯文细密，久习而能通。岂世上之常辞，庸流之泛术。得之者，若科之及第而悦于心；用之者，如射之发中而进于目。述自先圣，传之后学，用针之士，有志于斯，果能洞察造微，而尽其精妙，则世之伏枕之疴，有缘者遇针到病除，其病皆随手而愈矣。

通玄指要赋

必欲治病，莫如用针。巧运神机之妙，

工开圣理之深。外取砭针，能蠲邪而扶正；中含水火，善回阳而倒阴。原夫络别支殊，经交错综，或沟池溪谷以歧异，或山海丘陵而隙共。斯流派以难揆，在条纲而有统。理繁而昧，纵补泻以何功？法捷而明，曰迎随而得用。

且如行步难移，太冲最奇。人中除脊膂之强痛，神门去心性之呆痴。风伤项急，始求于风府；头晕目眩，要觅于风池。耳闭须听会而治也，眼痛则合谷以推之。胸结身黄，取涌泉而即可；脑昏目赤，泻攒竹以偏宜。但见两肘之拘挛，仗曲池而平扫；四肢之懈惰，凭照海以清除。牙齿痛，吕细堪治；头项强，承浆可保。太白宣通于气冲，阴陵开通于水道。腹膨而胀，夺内庭以休迟；筋转而疼，泻承山而在早。

大抵脚腕痛，昆仑解愈；股膝疼，阴市能医。痫发癫狂兮，凭后溪而疗理；疟生寒热兮，仗间使以扶持。期门罢胸满血膨而可已，劳宫退胃翻心痛亦何疑。

稽夫大敦去七疝之偏坠，王公谓此；三里却五劳之羸瘦，华佗言斯。固知腕骨祛黄，然骨泻肾，行间治膝肿目疾，尺泽去肘疼筋紧。目昏不见，二间宜取；鼻窒无闻，迎香可引。肩井除两臂难任；丝竹疗头疼不忍。咳嗽寒痰，列缺堪治；眵䁾冷泪，临泣尤准。髋骨将脚痛以祛残，肾俞把腰疼而泻尽。以见越人治尸厥于维会，随手而苏。文伯泻死胎于阴交，应针而陨。圣人于是察麻与痛，分实与虚。实则自外而入也，虚则自内而出欤！故济母而裨其不足，夺子而平其有余。

观二十七之经络，一一明辨。据四百四之疾症，件件皆除。故得夭枉都无，跻斯民于寿域；几微已判，彰往古之玄书。

抑又闻心胸病，求掌后之大陵；肩背患，责肘前之三里。冷痹肾败，取足阳明之土；连脐腹痛，泻足少阴之水。脊间心后者，针中渚而立痊；胁下肋边者，刺阳陵而即止。头项痛，拟后溪以安然；腰脚疼，在委中而已矣。夫用针之士，于此理苟能明焉，收祛邪之功，而在乎捻指。

灵光赋

黄帝岐伯针灸诀，依他经里分明说。

三阴三阳十二经，更有两经分八脉。
灵光典注极幽深，偏正头疼泻列缺。
睛明治眼胬肉攀，耳聋气闭听会间。
两鼻鼽衄针禾髎，鼻窒不闻迎香间。
治气上壅足三里，天突宛中治喘痰。
心痛手颤针少海，少泽应除心下寒。
两足拘挛觅阴市，五般腰痛委中安。
髀枢不动泻丘墟，复溜治肿如神医。
犊鼻治疗风邪疼，住喘却痛昆仑愈。
后跟痛在仆参求，承山筋转并久痔。
足掌下去寻涌泉，此法千金莫妄传。
此穴多治妇人疾，男蛊女孕两病痊。
百会鸠尾治痢疾，大小肠俞大小便。
气海血海疗五淋，中脘下脘治腹坚。
伤寒过经期门愈，气刺两乳求太渊。
大敦二穴主偏坠，水沟间使治邪癫。
吐血定喘补尺泽，地仓能止两流涎。
劳宫医得身劳倦，水肿水分灸即安。
五指不伸中渚取，颊车可针牙齿愈。
阴跷阳跷两踝边，脚气四穴先寻取。
阴阳陵泉亦主之，阴跷阳跷与三里。
诸穴一般治脚气，在腰玄机宜正取。
膏肓岂止治百病，灸得玄功病须愈。

针灸一穴数病除，学者尤宜加仔细。
悟得明师流注法，头目有病针四肢。
针有补泻明呼吸，穴应五行顺四时。
悟得人身中造化，此歌依旧是筌蹄。

拦江赋

担截之中数几何？有担有截起沉疴。
我今咏此拦江赋，何用三车五辐歌。
先将八法为定例，流注之中分次第。
胸中之病内关担，脐下公孙用法拦。
头部须还寻列缺，痰涎壅塞及咽干，
噤口喉风针照海，三棱出血刻时安。
伤寒在表并头痛，外关泻动自然安。
眼目之症诸疾苦，更须临泣用针担。
后溪专治督脉病，癫狂此穴治还轻。
申脉能除寒与热，头风偏正及心惊。
耳鸣鼻衄胸中满，好把金针此穴寻；
但遇痒麻虚即补，如逢疼痛泻而迎。
更有伤寒真妙诀，三阳须要刺阳经，
无汗更将合谷补，复溜穴泻好施针。
倘若汗多流不绝，合谷收补效如神。
四日太阴宜细辨，公孙照海一同行，

再用内关施截法，七日期门妙用针。
但治伤寒皆用泻，要知《素问》坦然明。
流注之中分造化，常将水火土金平。
水数亏兮宜补肺，水之泛滥土能平。
春夏井荣宜刺浅，秋冬经合更宜深。
天地四时同此数，三才常用记心胸，
天地人部次第入，仍调各部一般匀。
夫弱妇强亦有克，妇弱夫强亦有刑；
皆在本经担与截，泻南补北亦须明。
经络明时知造化，不得师传枉费心，
不遇至人应莫度，天实岂可付非人。
按定气血病人呼，重搓数十把针扶，
战提摇起向上使，气自流行病自无。

玉龙歌

扁鹊授我玉龙歌，玉龙一试绝沉疴，
玉龙之歌真罕得，流传千载无差讹。
我今歌此玉龙诀，玉龙一百二十穴，
医者行针殊妙绝，但恐时人自差别。
补泻分明指下施，金针一刺显明医，
伛者立伸偻者起，从此名扬天下知。
中风不语最难医，发际顶门穴要知，

更向百会明补泻，即时苏醒免灾危。
鼻流清涕名鼻渊，先泻后补疾可痊，
若是头风并眼痛，上星穴内刺无偏。
头风呕吐眼昏花，穴取神庭始不差，
孩子慢惊何可治，印堂刺入艾还加。
头项强痛难回顾，牙疼并作一般看，
先向承浆明补泻，后针风府即时安。
偏正头风痛难医，丝竹金针亦可施，
沿皮向后透率谷，一针两穴世间稀。
偏正头风有两般，有无痰饮细推观，
若然痰饮风池刺，倘无痰饮合谷安。
口眼㖞斜最可嗟，地仓妙穴连颊车，
㖞左泻右依师正，㖞右泻左莫令斜。
不闻香臭从何治？迎香两穴可堪攻，
先补后泻分明效，一针未出气先通。
耳聋气闭痛难言，须刺翳风穴始痊，
亦治项上生瘰疬，下针泻动即安然。
耳聋之症不闻声，痛痒蝉鸣不快情，
红肿生疮须用泻，宜从听会用针行。
偶尔失音言语难，哑门一穴两筋间，
若知浅针莫深刺，言语音和照旧安。
眉间疼痛苦难当，攒竹沿皮刺不妨，
若是眼昏皆可治，更针头维即安康。

两眼红肿痛难熬，怕日羞明心自焦，
只刺睛明鱼尾穴，太阳出血自然消。
眼痛忽然血贯睛，羞明更涩目难睁，
须得太阳针出血，不用金刀疾自平。
心火炎上两眼红，迎香穴内刺为通，
若将毒血搐出后，目内清凉始见功。
强痛脊背泻人中，挫闪腰酸亦可攻，
更有委中之一穴，腰间诸疾任君攻。
肾弱腰疼不可当，施为行止甚非常，
若知肾俞二穴处，艾火频加体自康。
环跳能治腿股风，居髎二穴认真攻，
委中毒血更出尽，愈见医科神圣功。
膝腿无力身立难，原因风湿致伤残，
倘知二市穴能灸，步履悠然渐自安。
髋骨能医两腿疼，膝头红肿不能行，
必针膝眼膝关穴，功效须臾病不生。
寒湿脚气不可熬，先针三里及阴交，
再将绝骨穴兼刺，肿痛登时立见消。
肿红腿足草鞋风，须把昆仑二穴攻，
申脉太溪如再刺，神医妙绝起疲癃。
脚背肿起丘墟穴，斜针出血即时轻，
解溪再与商丘识，补泻行针要辨明。
行步艰难疾转加，太冲二穴效堪夸，

更针三里中封穴，去病如同用手抓。
膝盖红肿鹤膝风，阳陵二穴亦堪攻，
阴陵针透尤收效，红肿全消见异功。
腕中无力痛艰难，握物难移体不安，
腕骨一针虽见效，莫将补泻等闲看。
急疼两臂气攻胸，肩井分明穴可攻，
此穴元来真气聚，补多泻少应其中。
肩背风气连臂疼，背缝二穴用针明，
五枢亦治腰间痛，得穴方知疾顿轻。
两肘拘挛筋骨连，艰难动作欠安然，
只将曲池针泻动，尺泽兼行见圣传。
肩端红肿痛难当，寒湿相争气血狂，
若向肩髃明补泻，管君多灸自安康。
筋急不开手难伸，尺泽从来要认真，
头面纵有诸样症，一针合谷效通神。
腹中气块痛难当，穴法宜向内关防，
八法有名阴维穴，腹中之疾永安康。
腹中疼痛亦难当，大陵外关可消详，
若是胁疼并闭结，支沟奇妙效非常。
脾家之症最可怜，有寒有热两相煎，
间使二穴针泻动，热泻寒补病俱痊。
九种心痛及脾疼，上脘穴内用神针，
若还脾败中脘补，两针神效免灾侵。

痔瘘之疾亦可憎，表里急重最难禁，
或痛或痒或下血，二白穴在掌后寻。
三焦热气壅上焦，口苦舌干岂易调，
针刺关冲出毒血，口生津液病俱消。
手臂红肿连腕疼，液门穴内用针明，
更将一穴名中渚，多泻中间疾自轻。
中风之症症非轻，中冲二穴可安宁，
先补后泻如无应，再刺人中立便轻。
胆寒心虚病如何？少冲二穴最功多，
刺入三分不着艾，金针用后自平和。
时行疟疾最难禁，穴法由来未审明，
若把后溪穴寻得，多加艾火即时轻。
牙疼阵阵苦相煎，穴在二间要得传，
若患翻胃并吐食，中魁奇穴莫教偏。
乳蛾之症少人医，必用金针疾始除，
如若少商出血后，即时安稳免灾危。
如今瘾疹疾多般，好手医人治亦难，
天井二穴多着艾，纵生瘰疬灸皆安。
寒痰咳嗽更兼风，列缺二穴最可攻，
先把太渊一穴泻，多加艾火即收功。
痴呆之症不堪亲，不识尊卑枉骂人，
神门独治痴呆病，转手骨开得穴真。
连日虚烦面赤妆，心中惊悸亦难当，

若须通里穴寻得，一用金针体自康。
风眩目烂最堪怜，泪出汪汪不可言，
大小骨空皆妙穴，多加艾火疾应痊。
妇人吹乳痛难消，吐血风痰稠似胶，
少泽穴内明补泻，应时神效气能调。
满身发热痛为虚，盗汗淋淋渐损躯，
须得百劳椎骨穴，金针一刺疾俱除。
忽然咳嗽腰背疼，身柱由来灸便轻，
至阳亦治黄疸病，先补后泻效分明。
肾败腰虚小便频，夜间起止苦劳神，
命门若得金针助，肾俞艾灸起邅迍。
九般痔瘘最伤人，必刺承山效若神，
更有长强一穴是，呻吟大痛穴为真。
伤风不解嗽频频，久不医时劳便成，
咳嗽须针肺俞穴，痰多宜向丰隆寻。
膏肓二穴治病强，此穴原来难度量，
斯穴禁针多着艾，二十一壮亦无妨。
腠理不密咳嗽频，鼻流清涕气昏沉，
须知喷嚏风门穴，咳嗽宜加艾火深。
胆寒由是怕惊心，遗精白浊实难禁，
夜梦鬼交心俞治，白环俞治一般针。
肝家血少目昏花，宜补肝俞力便加，
更把三里频泻动，还光益血自无差。

脾家之症有多般，致成翻胃吐食难，
黄疸亦须寻腕骨，金针必定夺中脘。
无汗伤寒泻复溜，汗多宜将合谷收，
若然六脉皆微细，金针一补脉还浮。
大便闭结不能通，照海分明在足中，
更把支沟来泻动，方知妙穴有神功。
小腹胀满气攻心，内庭二穴要先针，
两足有水临泣泻，无水方能病不侵。
七般疝气取大敦，穴法由来指侧间，
诸经俱载三毛处，不遇师传隔万山。
传尸劳病最难医，涌泉出血免灾危，
痰多须向丰隆泻，气喘丹田亦可施。
浑身疼痛疾非常，不定穴中细审详，
有筋有骨须浅刺，着艾临时要度量。
劳宫穴在掌中寻，满手生疮痛不禁，
心胸之病大陵泻，气攻胸腹一般针。
哮喘之症最难当，夜间不睡气遑遑，
天突妙穴宜寻得，膻中着艾便安康。
鸠尾独治五般痫，此穴须当仔细观，
若然着艾宜七壮，多则伤人针亦难。
气喘急急不可眠，何当日夜苦忧煎，
若得璇玑针泻动，更取气海自安然。
肾强疝气发甚频，气上攻心似死人，

关元兼刺大敦穴，此法亲传始得真。
水病之病最难熬，腹满虚胀不肯消，
先灸水分并水道，后针三里及阴交。
肾气冲心得几时，须用金针疾自除，
若得关元并带脉，四海谁不仰明医。
赤白妇人带下难，只因虚败不能安，
中极补多宜泻少，灼艾还须着意看。
吼喘之症嗽痰多，若用金针疾自和，
俞府乳根一样刺，气喘风痰渐渐磨。
伤寒过经犹未解，须向期门穴上针，
忽然气喘攻胸膈，三里泻多须用心。
脾泻之症别无他，天枢二穴刺休差，
此是五脏脾虚疾，艾火多添病不加。
口臭之疾最可憎，劳心只为苦多情，
大陵穴内人中泻，心得清凉气自平。
穴法深浅在指中，治病须臾显妙功，
劝君要治诸般疾，何不当初记玉龙。

胜玉歌

胜玉歌兮不虚言，此是杨家真秘传。
或针或灸依法语，补泻迎随随手捻。
头痛眩晕百会好，心疼脾痛上脘先。

后溪鸠尾及神门，治疗五痫立便痊。
髀疼要针肩井穴，耳闭听会莫迟延。
胃冷下脘却为良，眼痛须觅清冷渊。
霍乱心疼吐痰涎，巨阙着艾便安然。
脾疼背痛中渚泻，头风眼痛上星专。
头项强急承浆保，牙腮疼紧大迎全。
行间可治膝肿病，尺泽能医筋拘挛。
若人行步苦艰难，中封太冲针便痊。
脚背痛时商丘刺，瘰疬少海天井边。
筋疼闭结支沟穴，颔肿喉闭少商前。
脾心痛急寻公孙，委中驱疗脚风缠。
泻却人中及颊车，治疗中风口吐沫。
五疟寒多热更多，间使大杼真妙穴。
经年或变劳怯者，痞满脐旁章门决。
噎气吞酸食不投，膻中七壮除膈热。
目内红痛苦皱眉，丝竹攒竹亦堪医。
若是痰涎并咳嗽，治却须当治肺俞。
更有天突与筋缩，小儿吼闭自然疏。
两手酸痛难执物，曲池合谷并肩髃。
臂疼背痛针三里，头风头痛灸风池。
肠鸣大便时泄泻，脐旁两寸灸天枢。
诸般气症从何治，气海针之灸亦宜。
小肠气痛归来治，腰痛中空穴最奇。

腿股转酸难移步，妙穴说与后人知，
环跳风市与阴市，泻却金针病自除。
热疮臁内年年发，血海寻来可治之。
两膝无端肿如斗，膝眼三里艾当施。
两股转筋承山刺，脚气复溜不须疑。
踝跟骨痛灸昆仑，更有绝骨共丘墟。
灸罢大敦除疝气，阴交针入下胎衣。
遗精白浊心俞治，心热口臭大陵驱。
腹胀水分多得力，黄疸至阳便能离。
肝血盛兮肝俞泻，痔疾肠风长强欺。
肾败腰痛小便频，督脉两旁肾俞除。
六十六穴施应验，故成歌诀显针奇。

肘后歌

头面之疾针至阴，腿脚有疾风府寻。
心胸有病少府泻，脐腹有病曲泉针。
肩背诸疾中渚下，腰膝强痛交信凭。
胁肋腿痛后溪妙，股膝肿起泻太冲。
阴核发来如升大，百会妙穴真可骇。
顶心头痛眼不开，涌泉下针定安泰。
鹤膝肿劳难移步，尺泽能舒筋骨疼。
更有一穴曲池妙，根寻源流可调停。

其患若要便安愈，加以风府可用针。
更有手臂拘挛急，尺泽刺深去不仁。
腰背若患挛急风，曲池一寸五分攻。
五痔原因热血作，承山须下病无踪。
哮喘发来寝不得，丰隆刺入三分深。
狂言盗汗如见鬼，惺惺间使便下针。
骨寒髓冷火来烧，灵道妙穴分明记。
疟疾寒热真可畏，须知虚实可用意。
间使宜透支沟中，大椎七壮合圣治。
连日频频发不休，金门刺深七分是。
疟疾三日得一发，先寒后热无他语。
寒多热少取复溜，热多寒少用间使。
或患伤寒热未收，牙关风壅药难投。
项强反张目直视，金针用意列缺求。
伤寒四肢厥逆冷，脉气无时仔细寻。
神奇妙穴真有之，复溜半寸顺骨行。
四肢回还脉气浮，须晓阴阳倒换求。
寒则须补绝骨是，热则绝骨泻无忧。
脉若浮洪当泻解，沉细之时补便瘳。
百合伤寒最难医，妙法神针用意推。
口噤眼合药不下，合谷一针效甚奇。
狐惑伤寒满口疮，须下黄连犀角汤。
虫在藏府食肌肉，须要神针刺地仓。

伤寒腹痛虫寻食，吐蛔乌梅可难攻。
十日九日必定死，中脘回还胃气通。
伤寒痞气结胸中，两目昏黄汗不通。
涌泉妙穴三分许，速使周身汗自通。
伤寒痞结胁积痛，宜用期门见深功。
当汗不汗合谷泻，自汗发黄复溜凭。
飞虎一穴通痞气，祛风引气使安宁。
刚柔二痉最乖张，口噤眼合面红妆。
热血流入心肺腑，须要金针刺少商。
中满如何去得根，阴包如刺效如神。
不论老幼依法用，须教患者便抬身。
打扑伤损破伤风，先于痛处下针攻。
后向承山立作效，甄权留下意无穷。
腰腿疼痛十年春，应针不了便惺惺。
大都引气探根本，服药寻方枉费金。
脚膝经年痛不休，内外踝边用意求。
穴号昆仑并吕细，应时消散及时瘳。
风痹痿厥如何治？大杼曲泉真是妙。
两足两胁满难伸，飞虎神针七分到。
腰软如何去得根，神妙委中立见效。

行针指要歌

或针风，先向风府、百会中。或针水，水分夹脐上边取。

或针结，针着大肠泄水穴。或针劳，须向膏肓及百劳。

或针虚，气海、丹田、委中奇。或针气，膻中一穴分明记。

或针嗽，肺俞、风门须用灸。或针痰，先针中脘、三里间。

或针吐，中脘、气海、膻中补。翻胃吐食一般医，针中有妙少人知。

孙真人针十三鬼穴歌

百邪癫狂所为病，针有十三穴须认。
凡针之体先鬼宫，次针鬼信无不应。
一一从头逐一求，男从左起女从右。
一针人中鬼宫停，左边下针右出针。
第二手大指甲下，名鬼信刺三分深。
三针足大趾甲下，名曰鬼垒入二分。
四针掌后大陵穴，入针五分为鬼心。

五针申脉为鬼路，火针三下七锃锃。
第六却寻大椎上，入发一寸为鬼枕。
七刺耳垂下五分，名曰鬼床针要温。
八针承浆名鬼市，从左出右君须记。
九针间使为鬼窟，十针上星名鬼堂。
十一阴下缝三壮，女玉门头为鬼藏。
十二曲池名鬼臣，火针仍要七锃锃。
十三舌头当舌中，此穴须名是鬼封。
手足两边相对刺，若逢孤穴只单通。
此是先师真妙诀，狂猖恶鬼走无踪。

马丹阳天星
十二穴治杂病歌

三里内庭穴，曲池合谷接。
委中配承山，太冲昆仑穴。
环跳与阳陵，通里并列缺。
合担用法担，合截用法截。
三百六十穴，不出十二诀。
治病如神灵，浑如汤泼雪。
北斗降真机，金锁教开彻。
至人可传授，匪人莫浪说。
三里膝眼下，三寸两筋间。

能通心腹胀，善治胃中寒；
肠鸣并泄泻，腿肿膝胻痠；
伤寒羸瘦损，气蛊及诸般。
年过三旬后，针灸眼便宽。
取穴当审的，八分三壮安。
内庭次指外，本属足阳明。
能治四肢厥，喜静恶闻声；
瘾疹咽喉痛，数欠及牙疼；
疟疾不能食，针着便惺惺。
曲池拱手取，屈肘骨边求。
善治肘中痛，偏风手不收；
挽弓开不得，筋缓莫梳头；
喉闭促欲死，发热更无休，
遍身风癣癞，针著即时瘳。
合谷在虎口，两指歧骨间。
头疼并面肿，疟病热还寒；
齿龋鼻衄血，口噤不开言。
针入五分深，令人即便安。
委中曲脷里，横纹脉中央。
腰痛不能举，沉沉引脊梁；
痠痛筋莫展，风痹复无常；
膝头难伸屈，针入即安康。
承山名鱼腹，腨肠分肉间。

善治腰疼痛，痔疾大便难；
脚气并膝肿，辗转战疼痠；
霍乱及转筋，穴中刺便安。
太冲足大趾，节后二寸中。
动脉知生死，能医惊痫风；
咽喉并心胀，两足不能动；
七疝偏坠肿，眼目似云蒙，
亦能疗腰痛，针下有神功。
昆仑足外踝，跟骨上边寻。
转筋腰尻痛，暴喘满冲心；
举步行不得，一动即呻吟。
若欲求安乐，须于此穴针。
环跳在髀枢，侧卧屈足取。
折腰莫能顾，冷风并湿痹；
腿胯连腨痛，转侧重欷歔。
若人针灸后，顷刻病消除。
阳陵居膝下，外臁一寸中。
膝肿并麻木，冷痹及偏风；
举足不能起，坐卧似衰翁。
针入六分止，神功妙不同。
通里腕侧后，去腕一寸中。
欲言声不出，懊憹及怔忡，
实则四肢重，头腮面颊红；

虚则不能食，暴喑面无容，
毫针微微刺，方信有神功。
列缺腕侧上，次指手交叉。
善疗偏头患，遍身风痹麻；
痰涎频壅上，口噤不开牙。
若能明补泻，应手疾如拿。

骨度分寸歌

用针取穴必中的，全身骨度君宜悉：
前后发际一尺二，定骨之间九寸别；
天突下九到胸歧，歧至脐中八寸厘，
脐至横骨五等分，两乳之间八寸宜；
脊柱腧穴椎间取，腰背诸穴依此列，
横度悉依同身寸，胛边脊中三寸别；
腋肘横纹九寸设，肘腕之间尺二折，
横辅上廉一尺八，内辅内踝尺三达；
髀下尺九到膝中，膝至外踝十六从，
外踝尖至足底下，骨度折作三寸通。

十四经经穴歌

手太阴肺经穴歌

手太阴肺十一穴，中府云门天府诀，
侠白尺泽孔最存，列缺经渠太渊涉，
鱼际少商如韭叶。

手阳明大肠经穴歌

手阳明穴起商阳，二间三间合谷藏，
阳溪偏历温溜长，下廉上廉手三里，
曲池肘髎五里近，臂臑肩髃巨骨当，
天鼎扶突禾髎接，鼻旁五分号迎香。

足阳明胃经穴歌

四十五穴足阳明，头维下关颊车停，
承泣四白巨髎经，地仓大迎对人迎，
水突气舍连缺盆，气户库房屋翳屯，
膺窗乳中延乳根，不容承满梁门起，
关门太乙滑肉门，天枢外陵大巨存，
水道归来气冲次，髀关伏兔走阴市，
梁丘犊鼻足三里，上巨虚连条口位，

下巨虚跳上丰隆，解溪冲阳陷谷中，
内庭厉兑经穴终。

足太阴脾经穴歌

二十一穴脾中州，隐白在足大指头，
大都太白公孙盛，商丘三阴交可求，
漏谷地机阴陵穴，血海箕门冲门开，
府舍腹结大横排，腹哀食窦连天溪，
胸乡周荣大包随。

手少阴心经穴歌

九穴午时手少阴，极泉青灵少海深，
灵道通里阴郄邃，神门少府少冲寻。

手太阳小肠经穴歌

手太阳穴一十九，少泽前谷后溪薮，
腕骨阳谷养老绳，支正小海外辅肘，
肩贞臑俞接天宗，髎外秉风曲垣首，
肩外俞连肩中俞，天窗乃与天容偶，
锐骨之端上颧髎，听宫耳前珠上走。

足太阳膀胱经穴歌

足太阳经六十七，睛明目内红肉藏，

攒竹眉冲与曲差，五处上寸半承光，
通天络却玉枕昂，天柱后际大筋外，
大杼背部第二行，风门肺俞厥阴四，
心俞督俞膈俞强，肝胆脾胃俱挨次，
三焦肾气海大肠，关元小肠到膀胱，
中膂白环仔细量，自从大杼至白环，
各各节外寸半长，上髎次髎中复下，
一空二空腰髁当，会阳阴尾骨外取。
附分夹脊第三行，魄户膏肓与神堂，
譩譆膈关魂门九，阳纲意舍仍胃仓，
肓门志室胞肓续，二十椎下秩边场。
承扶臀横纹中央，殷门浮郄到委阳，
委中合阳承筋是，承山飞扬踝跗阳，
昆仑仆参连申脉，金门京骨束骨忙，
通谷至阴小趾旁。

足少阴肾经穴歌

足少阴穴二十七，涌泉然谷太溪溢，
大钟水泉通照海，复溜交信筑宾实，
阴谷膝内跗骨后，以上从足走至膝。
横骨大赫联气穴，四满中注肓俞脐，
商曲石关阴都密，通谷幽门寸半辟。
折量腹上分十一，步廊神封膺灵墟，

神藏彧中俞府毕。

手厥阴心包络经穴歌

九穴心包手厥阴，天池天泉曲泽深，
郄门间使内关对，大陵劳宫中冲侵。

手少阳三焦经穴歌

二十三穴手少阳，关冲液门中渚旁，
阳池外关支沟正，会宗三阳四渎长，
天井清冷渊消泺，臑会肩髎天髎堂，
天牖翳风瘈脉青，颅息角孙丝竹张，
和髎耳门听有常。

足少阳胆经穴歌

少阳足经瞳子髎，四十四穴行迢迢，
听会上关颔厌集，悬颅悬厘曲鬓翘，
率谷天冲浮白次，窍阴完骨本神邀，
阳白临泣目窗辟，正营承灵脑空摇，
风池肩井渊腋部，辄筋日月京门标，
带脉五枢维道续，居髎环跳风市招，
中渎阳关阳陵穴，阳交外丘光明宵，
阳辅悬钟丘墟外，足临泣地五侠溪，
第四指端窍阴毕。

足厥阴肝经穴歌

一十四穴足厥阴，大敦行间太冲侵，
中封蠡沟中都近，膝关曲泉阴包临，
五里阴廉羊矢穴，章门常对期门深。

督脉经穴歌

督脉中行二十七，长强腰俞阳关密，
命门悬枢接脊中，筋缩至阳灵台逸，
神道身柱陶道长，大椎平肩二十一，
哑门风府脑户深，强间后顶百会率，
前顶囟会上星圆，神庭素髎水沟窟，
兑端开口唇中央，龈交唇内任督毕。

任脉经穴歌

任脉三八起阴会，曲骨中极关元锐。
石门气海阴交仍，神阙水分下脘配，
建里中上脘相连，巨阙鸠尾蔽骨下，
中庭膻中慕玉堂，紫宫华盖璇玑夜，
天突结喉是廉泉，唇下宛宛承浆舍。

十二经气血多少歌

多气多血经须记，手足阳明大肠胃；
少血多气有六经，少阳少阴太阴配；
多血少气共四经，手足太阳厥阴计。

五输穴歌

少商鱼际与太渊，经渠尺泽肺相连，
商阳二三间合谷，阳溪曲池大肠牵。
隐白大都太白脾，商丘阴陵泉要知，
厉兑内庭陷谷胃，冲阳解溪三里随。
少冲少府属于心，神门灵道少海寻，
少泽前谷后溪腕，阳谷小海小肠经。
涌泉然谷与太溪，复溜阴谷肾所宜，
至阴通谷束京骨，昆仑委中膀胱知。
中冲劳宫心包络，大陵间使传曲泽，
关冲液门中渚焦，阳池支沟天井索。
大敦行间太冲看，中封曲泉属于肝，
窍阴侠溪临泣胆，丘墟阳辅阳陵泉。

十二原穴歌

肺原太渊肾太溪，心包大陵太白脾，
心原神门肝太冲，小肠腕骨焦阳池，
膀胱京骨冲阳胃，大肠合谷胆丘墟。

十五络穴歌

肺络列缺偏大肠，脾络公孙胃丰隆，
小肠支正心通里，膀胱飞扬肾大钟，
心包内关三焦外，肝络蠡沟胆光明，
脾之大络是大包，任络鸠尾督长强。

十二募穴歌

胃募中脘脾章门，三焦募在石门穴，
膻中气会何经募，心主厥阴心包络，
大肠天枢肺中府，小肠关元心巨阙，
膀胱中极肾京门，肝募期门胆日月。

十六郄穴歌

郄是孔隙义，本是气血聚，
疾病反应点，临床能救急，
阳维系阳交，阴维筑宾居，
阳跻走跗阳，阴跻交信毕。
肺郄孔最大温溜，脾郄地机胃梁丘，
心郄阴郄小养老，膀胱金门肾水泉，
心包郄门焦会宗，胆郄外丘肝中都。

下合穴歌

胃经下合三里乡，上下巨虚大小肠，
膀胱委中胆阳陵，三焦下合是委阳。

八会穴歌

腑会中脘脏章门，筋会阳陵髓绝骨，
骨会大杼气膻中，血会膈俞脉太渊。

八脉交会穴歌

公孙冲脉胃心胸，内关阴维下总同，
临泣胆经连带脉，阳维目锐外关逢，
后溪督脉内眦颈，申脉阳跻络亦通，
列缺任脉行肺系，阴跻照海膈喉咙。

四总穴歌

肚腹三里留，腰背委中求，
头项寻列缺，面口合谷收。

回阳九针歌

哑门劳宫三阴交，涌泉太溪中脘接，
环跳三里合谷并，此是回阳九针穴。

十二经子母穴补泻歌

肺泻尺泽补太渊，大肠二间曲池间；
胃泻厉兑解溪补，脾在商丘大都边；
心先神门后少冲，小肠小海后溪连；

膀胱束骨补至阴，肾泻涌泉复溜焉；
包络大陵中冲补，三焦天井中渚痊；
胆泻阳辅补侠溪，肝泻行间补曲泉。
五输五行相配合，实泻其子大病安；
井荥输经合五穴，虚补其母顺势间。

推拿医著选

小儿按摩经

手法歌

心经有热作痰迷，天河水过作洪池，
肝经有病儿多闷，推动脾土病即除。
脾经有病食不进，推动脾土效必应，
肺经受风咳嗽多，即在肺经久按摩。
肾经有病小便涩，推动肾水即救得，
小肠有病气来攻，板门横门推可通。
用心记此精宁穴，看来危症快如风。
胆经有病口作苦，好将妙法推脾土，
大肠有病泄泻多，脾土大肠久搓摩。
膀胱有病作淋疴，肾水八卦运天河，
胃经有病呕逆多，脾土肺经推即和。
三焦有病寒热魔，天河过水莫蹉跎。
命门有病元气亏，脾上大肠八卦推，
仙师授我真口诀，愿把婴儿寿命培。
五藏六府受病源，须凭手法推即痊，
俱有下数不可乱，肺经病掐肺经边。
心经病掐天河水，泻掐大肠脾土全，
呕掐肺经推三关，目昏须掐肾水添。

再有横纹数十次，天河兼之功必完，
头痛推取三关穴，再掐横纹天河连。
又将天心揉数次，其功效在片时间，
齿痛须揉肾水穴，颊车推之自然安。
鼻塞伤风天心穴，总筋脾土推七百，
耳聋多因肾水亏，掐取肾水天河穴。
阳池兼行九百功，后掐耳珠旁下侧。
咳嗽频频受风寒，先要汗出沾手边，
次掐肺经横纹内，乾位须要运周环。
心经有热运天河，六府有热推本科，
饮食不进推脾土，小水短少掐肾多。
大肠作泻运多移，大肠脾土病即除，
次取天门入虎口，揉脐龟尾七百奇。
肚痛多因寒气攻，多推三关运横纹，
脐中可揉数十下，天门虎口法皆同。
一去火眼推三关，一百二十数相连，
六府退之四百下，再推肾水四百完，
兼取天河五百遍，终补脾土一百全。
口传笔记推摩诀，付与人间用意参。

二十四惊推法歌

菟丝惊主口括舌，四肢冷软心家热，
推上三关二十通，清肾天河五十歇。
运卦分阴亦三十，二十水底捞明月，
葱水推之蛤粉擦，手足中心太阳穴。
洗口米泔仍忌乳，顷刻其惊潜咸灭。

马蹄惊主肢向上，四肢乱舞感风吓，
推上三关五十通，三次掐手五指节。
补脾运卦四横纹，各加五十无差迭，
走磨摇头三十遭，天门入虎神仙诀。
姜水推之生冷忌，上马揉之汗不歇。

水泻惊主肚中响，遍身软弱嘴唇白，
眼翻寒热不调匀，推上三关加半百，
补脾运卦五十遭，天门入虎一次诀，
横纹四十斟揉十，大蒜细研重纸隔，
敷脐太久小片时，风乳饮食皆忌得。

鲫鱼惊主吐白沫，肢摇眼白因寒唬，
十三关上好追求，肺经走磨五十歇，
八卦四十横纹二，四次掐手五指节，
上马三遭茶洗口，蛤粉涂顶惊自灭。

乌纱惊主唇肢黑，面有青筋肚作膨，
食后感寒风里唬，三关五十逞奇能。
运卦补脾并补肾，半百还揉二扇门，
分阴二十横四十，二十黄龙入洞增。
麝香推罢忌乳风，虚汗来多补土行。

乌鸦惊大声即死，眼闭口开手足舞，
此是痰多被唬惊，三关二十应无苦，
推肺运卦分阴阳，补肾横纹五十主，
按弦走磨只三次，天心一掐葱姜补，
细茶洗口取微汗，蛤粉涂顶忌乳风。

肚胀惊气喘不宁，青筋裹肚眼翻睛，
此子只缘伤乳食，二十三关即效灵，
大肠阴阳并八卦，补脾补肾半百匀，
天门虎口只三次，五十横纹最有情，
二十水底捞明月，葱姜推取汗频频，
捣葱用纸重包裹，敷向胸前忌乳风。

潮热惊多生气喘，口渴昏迷食感寒，
推关六腑各六十，河水阴阳四十完，
八卦横纹须半百，三次天门入虎看，
姜葱推汗泔洗口，茱萸灯草脚心安。

一哭一死惊夜啼，四肢掣跳起登时，
有痰伤食仍伤热，八卦三关二十施。
分阴阳清天河水，六府清凉半百奇，
横纹四十推盐水，薄荷煎汤口洗之。
生冷乳食须禁忌，搽胸用蛤更敷脐。

缩纱惊至晚昏沉，人事不知口眼掣，
痰证三关四十推，八卦三十肾二百，
虎口阴阳五十匀，指节一百为真诀，
揉脐一十麝香推，蛤搽手足风忌得，
研茶做饼内间敷，洗口还须汤滚白。

脐惊风主口吐沫，四肢掣跳手拿拳，
眼翻偏视哭不止，三关一十问根源，
运卦清金并补肾，龙戏珠皆五十圆，
指节数番姜水抹，米泔须用洗丹田。

慢惊咬牙眼不开，四肢掣跳脾虚是，

八卦三关五十通，天门指节数番治，
补肾五十十走磨，天心揉之风乳忌。

急惊捏拳四肢掣，口歪惊主感风寒，
一十三关五十府，补肾推横五十完，
运卦走磨加二十，威灵掐穴汗漫漫，
推时更加葱姜水，洗口灯心忌乳寒。

弯弓惊主肢向后，肚仰上哭不出声，
痰积三关推二十，五十须当把肺清，
入水走磨加数次，一十天门入虎真，
麝香水推荷洗口，百草霜敷治噤声。

眼睛向上天吊惊，哭声大叫鼻流清，
清肺推关并运卦，推横补土又分阴，
各加五十无差别，走磨二十掐天心，
推用葱姜尤忌乳，宗因水唬致惊深。

内吊咬牙苦寒战，掐不知疼食后寒，
推关清肾仍清肺，补土五十一般般，
天门虎口加二十，摘果猿猴半百完，
推用麝香甘草洗，忌风生冷乳兼寒。

胎惊落地或头软，口噤无声哑子形，
胎毒推关兼补肾，补土清金半百勤，
横纹二十威灵掐，虎口天门数次灵，
灯火顶头烧一焦，涌泉一焦便安宁，
葱姜推后应须退，不退应知是死形。

月家惊撮口拿拳，眼红不响抹三关，
横纹阴阳皆二十，运卦清金半百玄。
取土入水运数次，指节数次二人连，
葱姜推后灯心洗，蛤粉敷两太阳边。

盘肠气喘作膨胀，人形瘦弱肚筋青，
脏寒运卦推关上，指节横纹补肾经，
补脾五十天心掐，外劳揉之立便轻，
艾饼敷脐葱水抹，麝香搽向脚中心。

锁心惊主鼻流血，四肢冷软火相侵，
推关补肾天河水，运卦天门五十真。
清肺分阴各二十，米泔洗口麝香淋，
蛤粉细研搽两额，还敷手足两中心。

鹰爪掐人眼向上，哭时寒战眼时光，
肺风被吓仍伤食，二十三关分阴阳。

清金补土横纹等，各推五十用生姜，
走磨入土皆数次，取肝灯心洗口汤。

吐逆四肢冷肚响，吐乳须知胃有寒，
三关水火各二十，清金清肾四横纹。
八卦各皆加半百，数次天门虎口完，
十揉枓肘椒葱汁，茱萸蛤粉脚心安。

撒手惊主手足掣，咬牙歪口被风吓，
心热推关二十通，运卦资脾加半百，
横纹指节及天门，各加数次为准则，
走磨一十葱姜推，取汗微微惊惴歇，
仍将蛤粉搽手心，洗口茱萸须记得。

袒手惊主手袒下，眼黄口面黑紫青，
舌动只因寒水唬，五十三关把肺清。
补肾横纹入虎口，八卦天河半百经，
入水数次姜推汗，麝香敷向涌泉真，
洗口细茶忌风乳，却能起死致安宁。

看地惊主眼看地，手捏拳时心热真，
八卦横纹皆五十，三关一十掐天心，
虎口板门皆数次，葱姜洗口用灯心。

肚痛三关推一十，补脾二十掐窝风，
运卦分阴并补肾，揉脐入虎口中心，
各加五十掐指节，斗肘当揉二十工，
艾敷小肚须臾止，虎口推完忌乳风。

火眼三关把肺清，五经入土捞明月，
各加二十斟肘十，清河退腑阴阳穴，
五十横纹十戏珠，两次天河五指节。

气肿天门是本宗，横纹水肿次详阅，
虚肿肚膨用补脾，此是神仙真妙诀。

黄肿三关并走磨，补肾皆将二十加，
补土横纹皆五十，精灵一掐服山楂，
推时须用葱姜水，殷勤脐上麝香搽。

走马疳从关上推，赤凤阴阳一十归，
清河运卦兼捞月，各加五十麝香推，
烧过焙子同炉底，等分黄连作一推。

头痛一十向三关，清土分阴并运卦，
横纹及肾天河水，太阳各安五十下，
阳池一掐用葱姜，取汗艾叶敷顶他。

痰疟来时多战盛，不知人事极昏沉，
阴阳清肾并脾土，五十麝香水可寻，
走磨横纹各二十，桃叶将来敷脚心。

食疟原因人瘦弱，不思饮食后门开，
一十三关兼走磨，补土横纹五十回，
斗肘一十威灵掐，上马天门数次归。

邪疟无时早晚间，不调饮食致脾寒，
上马三关归一十，补脾补肾掐横纹，
五十推之加枓肘，威灵三次劝君看，
阴阳二关须详审，走气天门数次攒。

白痢推关兼补脾，各加五十掌揉脐，
阴阳虎口仍揉肘，二十清肠取汗微，
葱姜少用揉龟尾，肚痛军姜贴肚皮。

赤痢三关推一十，分阴退腑及天河，
横纹五十皆相等，揉掌清肠龟尾摩，
半百各加姜水抹，黄连甘草起沉疴。

痢兼赤白抹三关，阴阳八卦四横纹，
龟尾大肠揉掌正，揉脐五十各相安，

葱姜推罢忌生冷，起死回生力不难。

痞痢推关补脾土，五节横纹二十连，
退腑一百盐揉否，螺蛳艾叶及车前，
细研敷向丹田上，白及将同牛肉煎。

热泻推肠退六腑，八卦横纹及掌心，
揉脐五十同清肾，姜水推之立便轻。

冷泻推关及大肠，运卦分阴补肾乡，
各加五十推姜水，走磨指节并脐旁，
掌心数次同龟尾，此是先贤治泻方。

伤寒潮热抹三关，六府阴阳八卦看，
清肾天河加五十，数次天门入虎钻，
五指节当施五次，葱姜推罢立时安。

泄法天河捞明月，数番六府五指节，
螺蛳苤苜贴丹田，大泻大肠真妙诀，
小便不通用蜜葱，作饼敷囊淋自泄，
若将捣烂贴丹田，此法能通大便结。

掌上诸穴拿法歌

三关出汗行经络，发汗行气是为先，
大肠侧推到虎口，止泻止痢断根源。
脾土曲补直为清，饮食不进此为魁，
泄痢羸瘦并水泻，心胸痞满也能开。
掐心经络节与离，推离往乾中要轻，
胃风咳嗽并吐逆，此经推效抵千金。
肾水一纹是后溪，推上为补下为清，
小便闭塞清之妙，肾经虚便补为奇。
六府专治藏府热，遍身潮热大便结，
人事昏沉总可推，去病犹如汤泼雪。
总筋天河水除热，口中热气并括舌，
心经积热火眼攻，推之即好真秘诀。
四横纹和上下气，吼气肚痛皆可止，
五经能通脏腑热，八卦开胸化痰逆。
胸膈痞满最为先，不是知音莫可传，
水火能除寒与热，二便不通并水湿。
人事昏沉痢疾攻，疾忙须救要口诀，
天门虎口须当竭，斛肘生血顺是妙。
一指五指节与推，惊风被唬要须知，
小天心能生肾水，肾水虚少须用意。

板门专治气发攻，扇门发汗热宜通，
一窝风能治肚痛，阳池专一治头疼。
二人上马清补肾，威灵卒死可回生，
外劳宫治泻用之，拿此又可止头疼。
精灵穴能医吼气，小肠诸气快如风。

小儿推拿广意

总　论

夫人之所藉以为生者，阴阳二气也。阴阳顺行，则消长自然，神清气爽；阴阳逆行，则往来失序，百病生焉。而襁褓童稚，尤难调摄。盖其饥饱寒热，不能自知，全恃慈母为之鞠育。苟或乳食不节，调理失常，致成寒热，颠倒昏沉。既已受病，而为父母者，不思所以得病之由，却病之理，乃反疑鬼疑神，师巫祈祷，此义理之甚谬者矣。幸仙师深悯赤子之夭折，多缘调御之未良，医治之无术，秘授是书，神功莫测。沉离浮坎，而使水火既济，泻实补虚，而使五行无克，诚育婴之秘旨，保赤之宏功也。乃有迂视斯术，以为鲜当。

譬如急慢惊风，牙关紧闭，虽有丹药，无可如何。先视其病之所在，徐徐推醒，然后进药，不致小儿受苦。则推拿一道，真能操造化，夺天功矣，岂不神欤！

然治当分六阴六阳，男左女右，外呼内应。三关取热，六府取凉。男子推上三关为热为补，退下六府为凉为泻；女子推下三关为凉，推上六府为热；男顺女逆，进退之方，须要熟审。凡沉迷霍乱，口眼歪斜，手足掣跳，惊风呕吐，种种杂症，要而言之，只有四症。四症分为八候，八候变为二十四惊。阳掌十八穴，阴掌九穴。筋看三关，功效十二。惊有缓急生死之症，法有捏推拿做之功。先须寻筋推察，次用灯火按穴而行。审病针灸，对症投汤，无不随手而应。毋偏己见，毋作聪明。因症次第，分别而施，此为不传之秘诀也。留心救世者，曷慎勉旃！

阳掌十八穴部位疗病诀

脾土　补之省人事，清之进饮食。

肝木　推侧虎口，止赤白痢水泄，退肝胆之火。

心火　推之退热发汗；掐之通利小便。

肺金　推之止咳化痰。性主温利。

肾水　推之退脏腑之热，清小便之赤。如小便短，又宜补之。

运五经　运动五脏之气，开咽喉。治肚响、气吼、泄泻之症。

运八卦　开胸化痰，除气闷、吐乳食。

四横纹　掐之退脏腑之热，止肚痛，退口眼歪斜。

小横纹　掐之退热除烦，治口唇破烂。

运水入　土身弱肚起青筋，为水盛土枯，推以润之。

运土入水　丹田作胀眼睁，为土盛水枯，推以滋之。

内劳宫　属火。揉之发汗。

小天心　揉之清肾水。

板门　揉之除气吼、肚胀。

天门入虎口　推之和气，生血，生气。

指上三关　推之通血气，发汗。

中指节　推内则热，推外则泻。

十王穴　掐之则能退热。

阴掌九穴疗病诀

五指节　掐之祛风化痰，苏醒人事，通关膈闭塞。

一窝风　掐之止肚疼，发汗祛风热。

威宁　掐之能救急惊卒死，揉之即能苏醒。

三扇门　掐之属火，发脏腑之热，能出汗。

外劳宫　揉之和五脏潮热，左清凉，右转温热。

二人上马　掐之苏胃气，起沉疴。左转生凉，右转生热。

外八卦　性凉，除脏腑秘结，通血脉。

甘载　掐之能拯危症，能祛鬼祟。

精宁　掐之能治风哮，消痰食痞积。

附臂上五穴疗病诀

大陵　掐之主吐。

阳池　掐之主泻。

分阴阳　除寒热泄泻。

天河水　推之清心经烦热，如吐宜多运。

三关　男左三关推发汗，退下六府谓之凉。女右六府推上凉，退下三关谓之热。

足部十三穴部位疗病诀

脐上　运之治胀气响，如症重则周回用灯火四燋。

龟尾　揉之止赤白痢泄泻之症。

三里　揉之治麻木顽痹。行间穴同功。

委中　掐之治往前跌扑昏闷。

内庭　掐之治往后跌扑昏闷。

大中　掐之治危急之症，舌吐者不治。

大敦　掐之爪，惊不止，将大趾屈而掐之。

涌泉　揉之，左转止吐，右转止泻。

昆仑　灸之治急慢惊风危急等症。咬之叫则治，不叫不治。

前承山　掐之治惊来急速者。子母穴同功。

后承山　揉之治气吼发汗。

幼科推拿秘书

手法同异多寡宜忌辨明秘旨歌

小儿周身穴道，推拿左右相同，三关六腑要通融，上下男女变通。

脾土男左为补，女补右转为功，阴阳各别见天工，除此俱该同用。急惊推拿宜泄，痰火一时相攻，自内而外莫从容，攻去痰火有用。慢惊推拿须补，自外而内相从，一切补泄法皆同，男女关腑异弄。法虽一定不易，变通总在人心，本缓标急重与轻，虚实参乎病症。初生轻指点穴，二三用力方凭，五七十岁推渐深，医家次第神明。一岁定须三百，二周六百何疑，月家赤子轻为之，寒火多寡再议。年逾二八长大，推拿费力支持，七日十日病方离，虚诳医家难治。禁用三关手法，足热二便难通，渴甚腮赤眼珠红，脉数气喘舌弄。忌用六腑手法，泻青面皖白容，脉微吐呕腹膨空，足冷眼青休用。小儿可下病症，实热面赤眼红，腹膨胁满积难通，浮肿痄腮疼痛，小便赤黄壮热，气喘食积宜攻，遍身疮疥血淋漓，腹硬肚痛合用。不可下有数症，囟陷肢冷无神，不时自汗泄频频，气虚干呕难忍，面白食不消化，虚疾潮热肠鸣，毛焦神困脉微沉，烦燥鼻塞咳甚。

分补泄左右细详秘旨歌

补泄分明寒与热，左转补兮右转泄。男女不同上下推，子前午后要分别。寒者温之热者凉，虚者补之实者泄。手足温和顺可言，冷厥四肢凶莫测。十二经中看病源，穴真去病汤浇雪。

用汤时宜秘旨歌

春夏汤宜薄荷，秋冬又用木香，咳嗽痰吼加葱姜，麝尤通窍为良，加油少许皮润，四六分做留余，试病加减不难知，如此见功尤易。四季俱用葱姜煎汤，加以油麝少许推之。

幼科铁镜

推拿代药赋

前人忽略推拿，（卓溪）今来一赋。寒热温平，药之四性，推拿揉掐，性与药同，用推即是用药，不明何可乱推。推上三关，代却麻黄肉桂；退下六府，替来滑石羚羊。水底捞月，便是黄连犀角；天河引水，还同芩柏连翘。大指脾面旋推，味似人参白术，泻之则为灶土石膏。大肠侧推虎口，何殊诃子炮姜，反之则为大黄枳实。涌泉右转不揉，朴硝何异，一推一揉右转，参术无差。食指泻肺，功并桑皮桔梗，旋推止嗽，效争五味冬花。精威拿紧，岂羡牛黄贝母；肺俞重揉，漫夸半夏南星。黄蜂入洞，超出防风羌活；捧耳摇头，远过生地木香。五指节上轮揉，乃祛风之苍术；足拿大敦鞋带，实定掣之钩藤。后溪推上，不减猪苓泽泻；小指补肾，焉差杜仲地黄。涌泉左揉，类夫砂仁藿叶；重揉手背，同乎白芍川芎。脐风灯火十三，恩符再造；

定惊元宵十五，不啻仙丹。病知表里虚实，推合重症能生，不谙推拿揉掐，乱用便添一死。代药五十八言，自古无人道及，虽无格致之功，却亦透宗之赋。

推拿三字经

推拿三字经

徐谦光，奉萱堂；药无缘，推拿恙。自推手，辨诸恙；定真穴，画图彰。上疗亲，下救郎；推求速，惟重良。独穴治，有良方。大三万，小三千；婴三百，加减良；分岁数，轻重当。从吾学，立验方；宜熟读，勿心慌。治急病，一穴良，大数万，立愈恙；幼婴者，加减良。治缓症，各穴良，虚冷补，热清当。大察脉，理宜详。浮沉者，表里恙；迟数者，冷热伤。辨内外，推无恙；虚与实，仔细详。字廿七，脉诀讲；明四字，治诸恙。小婴儿，看印堂；五色纹，细心详。色红者，心肺恙，俱热症，清则良。清何处，心肺当，退六腑，即去恙。色青者，肝风张；清补宜，自无恙。平肝木，补肾脏；色黑者，风肾寒，揉二马，清补良，列缺穴，亦相当。色白者，肺有痰，揉二马，合阴阳，天河水，立愈恙。色黄者，脾胃伤，若泻肚，推大肠，一穴愈，来往忙，言五色，兼脾良。曲大指，补脾方，内推补，外泻详。大便闭，外泻良，泻大肠，立去恙，兼补肾，愈无恙。若腹痛，窝风良，数在万，立无恙。流清涕，风寒伤，蜂入洞，鼻孔强，若洗皂，鼻两旁，向下推，和五脏，女不用，八卦良。若泻痢，推大肠，食指侧，上节上，来回推，数万良。牙疼者，骨髓伤，揉二马，补肾水，推二穴，数万良。治伤寒，拿列缺，出大汗，立无恙，受惊吓，拿此良，不醒事，亦此方。或感冒，急慢恙，非此穴，不能良，凡出汗，忌风扬。霍乱病，暑秋伤，若上吐，清胃良。大指根，震艮连，黄白皮，真穴详。凡吐者，俱此方，向外推，立愈恙。倘泻肚，仍大肠；吐并泻，板门良。揉数万，立愈恙，进饮食，亦称良。瘟疫者，肿脖项，上午重，六府当；下午重，二马良；兼六府，立消亡。分男女，左右手，男六腑，女三关，此二穴，俱属良，男女逆，左右详。脱肛者，肺虚恙，补脾土，二马良，补肾水，推大肠，来回推，久去恙。或疹痘，肿脖项，仍照上，午后恙，诸疮肿，照此详。虚喘嗽，二马良，兼清肺，兼脾良。小便闭，清膀胱；补肾水，清小肠，食指侧，推大肠。尤来回，轻重当。倘生疮，辨阴阳；阴者补，阳清当。紫陷阴，红高阳；虚歉者，先补强。诸疮症，兼清良。疮初起，揉患上；左右揉，立消亡。胸膈闷，八卦详，男女逆，运八卦，离宫轻。痰壅喘，横纹上，左右揉，久去恙。治歉症，并痨症，歉弱者，气血伤；辨此症，在衣裳。人着袷，伊着棉，亦咳嗽，名七伤，补要多，清少良。人穿袷，名五痨，肾水伤，分何脏，清补良。在学者，细心详。眼翻者，上下僵，揉二马，捣天心；翻上者，捣下良，翻下者，捣上强，左捣右，右捣左。阳池穴，头痛良，风头痛，蜂入洞，左右旋，立无恙。天河水，口生疮，遍身热，多推良。中气风，男女逆，右六府，男用良，左三关；女用强，独穴疗，数三万，多穴推，约三千。遵此法，无不良。遍身潮，分阴阳，拿列缺，汗出良。五经穴，肚胀良，水入土，不化谷，土入水，肝木旺。小腹寒，外劳宫，左右揉，久揉良。嘴唇裂，脾火伤，眼胞肿，脾胃恙，清补脾，俱去恙，向内补，向外清，来回推，清补双。天门口，顺气血，五指节，惊吓伤，不计次，揉必良。腹痞积，时摄良，一百日，即无恙。上有火，下有寒，外劳宫，下寒凉。六腑穴，去火良，左三关，去寒恙，右六腑，亦去恙，虚补母，实泻子。日五行，生克当，生我母，我生子，穴不误，治无恙。古推书，身首足，执治婴，无老方，皆气血，何两样。数多寡，轻重当，吾载穴，不相商，少老女，无不当。遵古推，男女分，俱左手，男女同，予尝试，并去恙。凡学者，意会方，加减推。身歉壮，病新久，细思详。推应症，无苦恙，传后世，救人良。

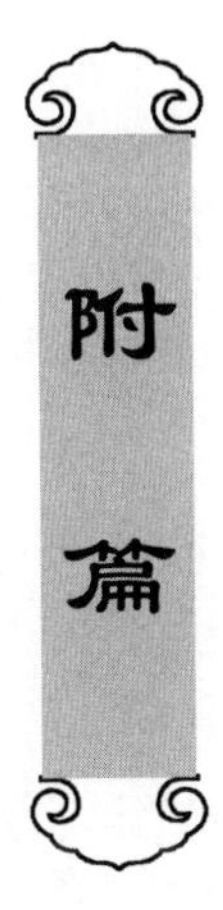
附篇

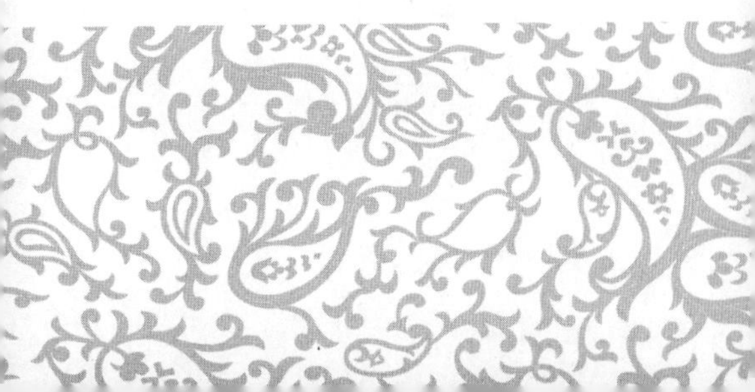

濒湖脉学

浮（阳）

体状诗

浮脉惟从肉上行，如循榆荚似毛轻。
三秋得令知无恙，久病逢之却可惊。

相类诗

浮如木在水中浮，浮大中空乃是芤。
拍拍而浮是洪脉，来时虽盛去悠悠。
浮脉轻平似捻葱。虚来迟大豁然空。
浮而柔细方为濡，散似杨花无定踪。

主病诗

浮脉为阳表病居，迟风数热紧寒拘。
浮而有力多风热，无力而浮是血虚。
寸浮头痛眩生风，或有风痰聚在胸。
关上土衰兼木旺，尺中溲便不流通。

沉（阴）

体状诗

水行润下脉来沉，筋骨之间软滑匀。

女子寸兮男子尺，四时如此号为平。

相类诗

沉帮筋骨自调匀，伏则推筋着骨寻。
沉细如绵真弱脉，弦长实大是牢形。

主病诗

沉潜水蓄阴经病，数热迟寒滑有痰。
无力而沉虚与气，沉而有气积并寒。
寸沉痰郁水停胸，关主中寒痛不通。
尺部浊遗并泄痢，肾虚腰及下元痌。

迟（阴）

体状诗

迟来一息至惟三，阳不胜阴气血寒。
但把浮沉分表里，消阴须益火之原。

相类诗

脉来三至号为迟，小快于迟作缓持。
迟细而难知是涩，浮而迟大以虚推。

主病诗

迟司藏病或多痰，沉痼癥瘕仔细看。
有力而迟为冷痛，迟而无力定虚寒。
寸迟必是上焦寒，关主中寒痛不堪。
尺是肾虚腰脚重，溲便不禁疝牵丸。

数（阳）

体状诗

数脉息间常六至，阴微阳盛必狂烦。
浮沉表里分虚实，惟有儿童作吉看。

相类诗

数比平人多一至，紧来如数似弹绳。
数而时止名为促，数见关中动脉形。

主病诗

数脉为阳热可知，只将君相火来医。
实宜凉泻虚温补，肺病秋深却畏之。
寸数咽喉口舌疮，吐红咳嗽肺生疡。
当关胃火并肝火，尺属滋阴降火汤。

滑（阳中阴）

体状相类诗

滑脉如珠替替然，往来流利却还前。
莫将滑数为同类，数脉惟看至数间。

主病诗

滑脉为阳元气衰，痰生百病食生灾。
上为吐逆下蓄血，女脉调时定有胎。
寸滑膈痰生呕吐，吞酸舌强或咳嗽。

当关宿食肝脾热，渴痢癞淋看尺部。

涩（阴）

体状诗

细迟短涩往来难，散止依稀应指间。
如雨沾沙容易散，病蚕食叶慢而艰。

相类诗

参伍不调名曰涩，轻刀刮竹短而难。
微似秒芒微软甚，浮沉不别有无间。

主病诗

涩缘血少或伤精，反胃亡阳汗雨淋。
寒湿入营为血痹，女人非孕即无经。
寸涩心虚痛对胸，胃虚胁胀察关中。
尺为精血俱伤候，肠结溲淋或下红。

虚（阴）

体状相类诗

举之迟大按之松，脉状无涯类谷空。
莫把芤虚为一例，芤来浮大似慈葱。

主病诗

脉虚身热为伤暑，自汗怔忡惊悸多。
发热阴虚须早治，养营益气莫蹉跎。

血不荣心寸口虚，关中腹胀食难舒。
骨蒸痿痹伤精血，却在神门两部居。

实（阳）

体状诗

浮沉皆得大而长，应指无虚愊愊强。
热蕴三焦成壮火，通肠发汗始安康。

相类诗

实脉浮沉有力强，紧如弹索转无常。
须知牢脉帮筋骨，实大微弦更带长。

主病诗

实脉为阳火郁成，发狂谵语吐频频。
或为阳毒或伤食，大便不通或气疼。
寸实应知面热风，咽疼舌强气填胸。
当关脾热中宫满，尺实腰肠痛不通。

长（阳）

体状相类诗

过于本位脉名长，弦则非然但满张，
弦脉与长争较远，良工尺度自能量。

主病诗

长脉迢迢大小匀，反常为病似牵绳。

若非阳毒癫痫病，即是阳明热势深。

短（阴）

体状相类诗

两头缩缩名为短，涩短迟迟细且难。
短涩而浮秋喜见，三春为贼有邪干。

主病诗

短脉惟于尺寸寻，短而滑数酒伤神。
浮为血涩沉为痞，寸主头疼尺腹疼。

洪（阳）

体状诗

脉来洪盛去还衰，满指滔滔应夏时。
若在春秋冬月分，升阳散火莫狐疑。

相类诗

洪脉来时拍拍然，去衰来盛似波澜。
欲知实脉参差处，举按弦长愊愊坚。

主病诗

脉洪阳盛血应虚，相火炎炎热病居。
胀满胃翻须早治，阴虚泄痢可踌躇。
寸洪心火上焦炎，肺脉洪时金不堪。
肝火胃虚关内察，肾虚阴火尺中看。

微（阴）

体状相类诗

微脉轻微潎潎乎，按之欲绝有如无。
微为阳弱细阴弱，细比于微略较粗。

主病诗

气血微兮脉亦微，恶寒发热汗淋漓。
男为劳极诸虚候，女作崩中带下医。
寸微气促或心惊，关脉微时胀满形。
尺部见之精血弱，恶寒消瘅痛呻吟。

紧（阳）

体状诗

举如转索切如绳，脉象因之得紧名。
总是寒邪来作寇，内为腹痛外身疼。

主病诗

紧为诸痛主于寒，喘咳风痫吐冷痰。
浮紧表寒须发越，紧沉温散自然安。
寸紧人迎气口分，当关心腹痛沉沉。
尺中有紧为阴冷，定是奔豚与疝疼。

缓（阴）

体状诗

缓脉阿阿四至通，柳梢袅袅飐轻风。
欲从脉里求神气，只在从容和缓中。

主病诗

缓脉营衰卫有余，或风或湿或脾虚。
上为项强下痿痹，分别浮沉大小区。
寸缓风邪项背拘，关为风眩胃家虚。
神门濡泄或风秘，或是蹒跚足力迂。

芤（阳中阴）

体状诗

芤形浮大软如葱，边实须知内已空。
火犯阳经血上溢，热侵阴络下流红。

相类诗

中空旁实乃为芤，浮大而迟虚脉呼。
芤更带弦名曰革，芤为失血革血虚

主病诗

寸芤积血在于胸，关内逢芤肠胃痈。
尺部见之多下血，赤淋红痢漏崩中。

弦（阳中阴）

体状诗

弦脉迢迢端直长，肝经木旺土应伤。
怒气满胸常欲叫，翳蒙瞳子泪淋浪。

相类诗

弦来端直似丝弦，紧则如绳左右弹。
紧言其力弦言象，牢脉弦长沉伏间。

主病诗

弦应东方肝胆经，饮痰寒热疟缠身。
浮沉迟数须分别，大小单双有重轻。
寸弦头痛膈多痰，寒热癥瘕察左关。
关右胃寒心腹痛，尺中阴疝脚拘挛。

革（阴）

体状主病诗

革脉形如按鼓皮，芤弦相合脉寒虚。
女人半产并崩漏，男子营虚或梦遗。

牢（阴中阳）

体状相类诗

弦长实大脉牢坚，牢位常居沉伏间。

革脉芤弦自浮起，革虚牢实要详看。

主病诗

寒则牢坚里有余，腹心寒痛木乘脾。
疝癫癥瘕何愁也，失血阴虚却忌之。

濡（阴）

体状诗

濡形浮细按须轻，水面浮绵力不禁。
病后产中犹有药，平人若见是无根。

相类诗

浮而柔细知为濡，沉细而柔作弱持。
微则浮微如欲绝，细来沉细近于微。

主病诗

濡为亡血阴虚病，髓海丹田暗已亏。
汗雨夜来蒸入骨，血山崩倒湿侵脾。
寸濡阳微自汗多，关中其奈气虚何。
尺伤精血虚寒甚，温补真阴可起疴。

弱（阴）

体状诗

弱来无力按之柔，柔细而沉不见浮。
阳陷入阴精血弱，白头犹可少年愁。

主病诗

弱脉阴虚阳气衰，恶寒发热骨筋痿。
多惊多汗精神减，益气调营急早医。
寸弱阳虚病可知，关为胃弱与脾衰。
欲求阳陷阴虚病，须把神门两部推。

散（阳）

体状诗

散似杨花散漫飞，去来无定至难齐。
产为生兆胎为堕，久病逢之不必医。

相类诗

散脉无拘散漫然，濡来浮细水中绵。
浮而迟大为虚脉，芤脉中空有两边。

主病诗

左寸怔忡右寸汗，溢饮左关应软散。
右关软散胻胕肿，散居两尺魂应断。

细（阴）

体状诗

细来累累细如丝，应指沉沉无绝期。
春夏少年俱不利，秋冬老弱却相宜。

主病诗

细脉萦萦血气衰，诸虚劳损七情乖。
若非湿气侵腰肾，即是伤精汗泄来。
寸细应知呕吐频，入关腹胀胃虚形。
尺逢定是丹田冷，泄痢遗精号脱阴。

伏（阴）

体状诗

伏脉推筋著骨寻，指间裁动隐然深。
伤寒欲汗阳将解，厥逆脐疼证属阴。

主病诗

伏为霍乱吐频频，腹痛多缘宿食停。
蓄饮老痰成积聚，散寒温里莫因循。
食郁胸中双寸伏，欲吐不吐常兀兀。
当关腹痛困沉沉，关后疝疼还破腹。

动（阳）

体状诗

动脉摇摇数在关，无头无尾豆形团。
其原本是阴阳搏，虚者摇兮胜者安。

主病诗

动脉专司痛与惊，汗因阳动热因阴。

或为泄痢拘挛病，男子亡精女子崩。

促（阳）

体状诗

促脉数而时一止，此为阳极欲亡阴。
三焦郁火炎炎盛，进必无生退可生。

主病诗

促脉惟将火病医，其因有五细推之。
时时喘咳皆痰积，或发狂斑与毒疽。

结（阴）

体状诗

结脉缓而时一止，独阴偏盛欲亡阳。
浮为气滞沉为积，汗下分明在主张。

主病诗

结脉皆因气血凝，老痰结滞苦沉吟。
内生积聚外痈肿，疝瘕为殃病属阴。

代（阴）

体状诗

动而中止不能还，腹动因而作代看。
病者得之犹可疗，平人却与寿相关。

相类诗

数而时至名为促，缓止须将结脉呼。
止不能回方是代，结生代死自殊涂。

主病诗

代脉元因脏气衰，腹痛泄痢下元亏。
或为吐泻中宫病，女子怀胎三月兮。

珍珠囊补遗药性赋

寒性药

诸药赋性，此类最寒。

犀角解乎心热，羚羊清乎肺肝。泽泻利水通淋而补阴不足，海藻散瘿破气而治疝何难。

闻之菊花能明目而清风，射干疗咽闭而消痈毒。薏苡理脚气而除风湿；藕节消瘀血而止吐衄。瓜蒌子下气润肺喘兮，又且宽中；车前子止泻利小便兮，尤能明目。是以黄柏疮用，兜铃嗽医。地骨皮有退热除蒸之效，薄荷叶宜消风清肿之施。宽中下气，枳壳缓而枳实速也；疗肌解表，干葛先而柴胡次之。百部治肺热，咳嗽可止；

栀子凉心肾，鼻衄最宜。玄参治结热毒痈，清利咽膈；升麻消风热肿毒，发散疮痍。

尝闻腻粉抑肺而敛肛门，金箔镇心而安魂魄；茵陈主黄疸而利水，瞿麦治热淋之有血。朴硝通大肠，破血而止痰癖；石膏治头疼，解肌而消烦渴。前胡除内外之痰实；滑石利六府之涩结。天门冬止嗽，补血涸而润肝心；麦门冬清心，解烦渴而除肺热。

又闻治虚烦，除哕呕，须用竹茹；通便秘，导瘀血，必资大黄；宣黄连治冷热之痢，又厚胃肠而止泻；淫羊藿疗风寒之痹，且补阴虚而助阳。茅根止血与吐衄；石韦通淋于小肠。熟地黄补血，且疗虚损；生地黄宣血，更医眼疮。赤芍药破血而疗腹痛，烦热亦解；白芍药补虚而生新血，退热尤良。

若乃消肿满，逐水于牵牛；除毒热，杀虫于贯仲；金铃子治疝气而补精血，萱草根治五淋而消乳肿。侧柏叶治血出崩漏之疾，香附子理血气妇人之用。地肤子利膀胱，可洗皮肤之风；山豆根解热毒，能止咽喉之痛。白鲜皮去风治筋弱，而疗足

附篇

顽痹；旋覆花明目治头风，而消痰嗽壅。

又况荆芥穗清头目便血，疏风散疮之用；瓜蒌根疗黄疸毒痈，消渴解痰之忧。地榆疗崩漏，止血止痢；昆布破疝气，散瘿散瘤。疗伤寒，解虚烦，淡竹叶之功倍；除结气，破瘀血，牡丹皮之用同。知母止嗽而骨蒸退，牡蛎涩精而虚汗收。贝母清痰止咳嗽而利心肺；桔梗开肺利胸膈而治咽喉。

若夫黄芩治诸热，兼主五淋；槐花治肠风，亦医痔痢。常山理痰结而治温疟；葶苈泻肺喘而通水气。

此六十六种药性之寒者也，又当考《图经》以博其所治。观夫方书以参其所用焉，其庶几矣。

热性药

药有温热，又当审详。

欲温中以荜茇，用发散以生姜。五味子止嗽痰，且滋肾水；腽肭脐疗劳瘵，更壮元阳。原夫川芎祛风湿，补血清头；续断治崩漏，益筋强脚。麻黄表汗以疗咳逆，韭子助阳而医白浊。川乌破积，有消痰治风痹之功；天雄散寒，为去湿助精阳之药。

观夫，川椒达下，干姜暖中。胡芦巴治虚冷之疝气，生卷柏破癥瘕而血通。白术消痰壅，温胃兼止吐泻；菖蒲开心气，散冷更治耳聋。丁香快脾胃而止吐逆，良姜止心气痛之攻冲。肉苁蓉填精益肾，石硫黄暖胃驱虫。胡椒主去痰而除冷，秦椒主攻痛而去风。吴茱萸疗心腹之冷气，灵砂定心藏之怔忡。

盖夫散肾冷，助脾胃，须荜澄茄；疗心痛，破积聚，用蓬莪术。缩砂止吐泻安胎，化酒食之剂；附子疗虚寒翻胃，壮元阳之方。白豆蔻治冷泻，疗痈止痛于乳香；红豆蔻止吐酸，消血杀虫于干漆。

岂不知，鹿茸生精血，腰脊崩漏之均补；虎骨壮筋骨，寒湿毒风之并祛。檀香定霍乱，而心气之痛愈；鹿角秘精髓，而腰脊之痛除。消肿益血于米醋，下气散寒于紫苏。扁豆助脾，则酒有行药破结之用；麝香开窍，则葱为通中发汗之需。

尝观五灵脂治崩漏，理血气之刺痛；麒麟竭止血出，疗金疮之伤折。麋茸壮阳以助肾；当归补虚而养血。乌贼骨止带下，

附篇

且除崩漏目翳；鹿角胶住血崩，能补虚羸劳绝。白花蛇治瘫痪，疗风痒之癣疹；乌梢蛇疗不仁，去疮疡之风热。

乌药有治冷气之理，禹余粮乃疗崩漏之因。巴豆利痰水，能破寒积；独活疗诸风，不论新久。山茱萸治头晕遗精之药，白石英医咳嗽吐脓之人。厚朴温胃而去呕胀，消痰亦验；肉桂行血而疗心痛，止汗如神。是则鲫鱼有温胃之功，代赭乃镇肝之剂。沉香下气补肾，定霍乱之心痛；橘皮开胃去痰，导壅滞之逆气。

此六十二种药性之热者也。

温性药

温药总括，医家素谙。

木香理乎气滞；半夏主于痰湿。苍术治目盲，燥脾去湿宜用；萝卜去膨胀，下气制面尤堪。

况夫，钟乳粉补肺气，兼疗肺虚；青盐治腹痛，且滋肾水。山药而腰湿能医，阿胶而痢嗽皆止。赤石脂治精浊而止泻，兼补崩中；阳起石暖子宫以壮阳，更疗阴痿。诚以紫菀治嗽，防风祛风。苍耳子透脑止涕，威灵仙宣风通气。细辛去头风，止嗽而疗齿痛；艾叶治崩漏，安胎而医痢红。羌活明目驱风，除湿毒肿痛；白芷止崩治肿，疗痔漏疮痈。

若乃，红蓝花通经，治产后恶血之余；刘寄奴散血，疗烫火金疮之苦。减风湿之痛则茵芋叶；疗折伤之证则骨碎补。藿香叶辟恶气而定霍乱，草果仁温脾胃而止呕吐。巴戟天治阴疝白浊，补肾尤滋；元胡索理气痛血凝，调经有助。

尝闻，款冬花润肺，祛痰嗽以定喘；肉豆蔻温中，止霍乱而助脾。抚芎走经络之痛，何首乌治疮疥之资。姜黄能下气，破恶血之积；防己宜消肿，去风湿之施。藁本除风，主妇人阴痛之用；仙茅益肾，扶元气虚弱之衰。

乃曰，破故纸温肾，补精髓与劳伤；宣木瓜入肝，疗脚气并水肿。杏仁润肺燥，止嗽之剂；茴香治疝气，肾病之用。诃子生津止渴，兼疗滑泄之疴；秦艽攻风逐水，又除肢节之痛。槟榔豁痰而逐水，杀寸白虫；杜仲益肾而添精，去腰膝重。

当知，紫石英疗惊悸崩中之疾，橘核

仁治腰疼疝气之瘨。金樱子兮涩遗精，紫苏子兮下气涎。淡豆豉发伤寒之表，大小蓟除诸血之鲜。益智安神，治小便之频数；麻仁润肺，利六腑之燥坚。抑又闻补虚弱，排疮脓，莫若黄芪；强腰脚，壮筋骨，无如狗脊。菟丝子补肾以明目，马蔺花治疝而有益。

此五十四种药性之温者也。

平性药

详论药性，平和惟在。

以硇砂而去积，用龙齿以安魂。青皮快膈除膨胀，且利脾胃；芡实益精治白浊，兼补真元。

原夫木贼草去目翳，崩漏亦医；花蕊石治金疮，血行即却。决明和肝气治眼之剂，天麻主头眩祛风之药；甘草和诸药而解百毒，盖以气平；石斛平胃气而补肾虚，更医脚弱。

观乎商陆治肿，覆盆益精。琥珀安神而散血，朱砂镇心而有灵。牛膝强足补精，兼疗腰痛；龙骨止汗住泄，更治血崩。甘松理风气而痛止，蒺藜疗风疮而目明。人参润肺宁心，开脾助胃；蒲黄止崩治衄，消瘀调经。

岂不知南星醒脾，去惊风痰吐之忧；三棱破积，除血块气滞之症。没食主泄泻而神效，皂角治风痰而响应。桑螵蛸疗遗精之泄，鸭头血医水肿之盛。蛤蚧治劳嗽，牛蒡子疏风壅之痰；全蝎主风瘫，酸枣仁去怔忡之病。

尝闻桑寄生益血安胎，且止腰痛；大腹子去膨下气，亦令胃和。小草、远志，俱有宁心之妙；木通、猪苓，尤为利水之多。莲肉有清心醒脾之用，没药乃治疮散血之科。郁李仁润肠宣水，去浮肿之疾；茯神宁心益智，除惊悸之疴。白茯苓补虚劳，多在心脾之有眚；赤茯苓破结血，独利水道以无毒。

因知麦芽有助脾化食之功，小麦有止汗养心之力。白附子去面风之游走，大腹皮治水肿之泛溢。椿根白皮主泻血，桑根白皮主喘息。桃仁破瘀血，兼治腰痛；神曲健脾胃，而进饮食。五加皮坚筋骨以立行，柏子仁养心神而有益。

抑又闻安息香辟恶，且止心腹之痛；

冬瓜仁醒脾，实为饮食之资。僵蚕治诸风之喉闭，百合敛肺痨之嗽痿。赤小豆解热毒，疮肿宜用；枇杷叶下逆气，哕呕可医。连翘排脓疮与肿毒，石南叶利筋骨与毛皮。谷芽养脾，阿魏除邪气而破积；紫河车补血，大枣和药性以开脾。然而鳖甲治劳疟，兼破癥瘕；龟甲坚筋骨，更疗崩疾。乌梅主便血疟痢之用，竹沥治中风声音之失。

此六十八种平和之药也。

药性阴阳论

夫药有寒热温凉之性，酸苦辛咸甘淡之味，升降浮沉之能，浓薄轻重之用。或气一而味殊，或味同而气异，合而言之，不可混用。分而言之，各有所能。

本乎天者亲上，本乎地者亲下。轻清成象，重浊成形。清阳发腠理，浊阴走五脏。清中清者，养荣安神。浊中浊者，坚强骨髓。辛甘发散为阳，酸苦涌泄为阴。气为阳，气厚为阳中之阳，气薄为阳中之阴。薄则发泄，厚则发热。味为阴，味厚为阴中之阴，味薄为阴中之阳。薄则疏通，厚则滋润。升降浮沉之辨，豁然贯通，始可以言医，而司人命矣。人徒知药之神者，乃药之力也。殊不知乃用药之力也。人徒知辨真伪识药之为难，殊不知分阴阳用药之为尤难也。